No Drama

Alexandra Stross

No Drama

Vom konstruktiven Umgang mit mächtigen Emotionen

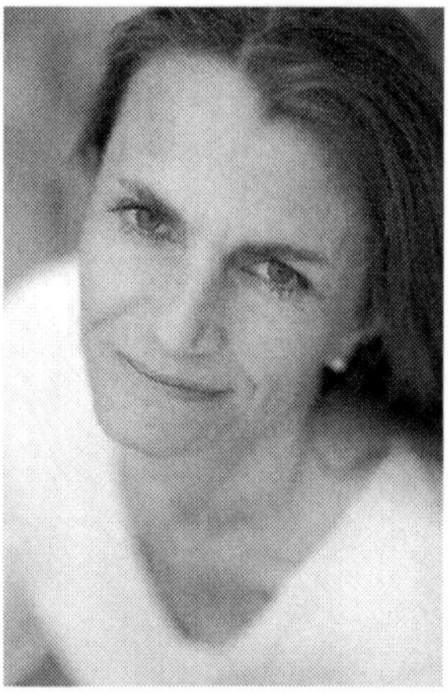

Über die Autorin

Alexandra Stross, geb. 1972 in Salzburg ist Autorin, Tierärztin, Vortragende und Trommelcoach.

Beruflich ist sie im gesamten deutschen Sprachraum unterwegs, aber ihr Fixpunkt liegt bei ihrem Mann und ihren Tieren in Oberösterreich.

Ihr erstes, sehr berührendes Buch über den Weg aus ihrer Krankheit heraus, hat sie 2009 unter dem Namen Alexandra Stelzer veröffentlicht. Der Titel lautet „Der Kreis hat sich geschlossen oder Das unendliche Glück".

Nähere Infos über Kontaktdaten und sämtliche Angebote unter www.alexandrastross.com oder www.powerdrums.com .

Impressum:

Titelbild: Fotolia

ISBN 978-1500690854

Inhaltsverzeichnis

Vorwort

Wenn ich in diesem Buch von Drama spreche, meine ich damit den Zustand, in dem eine starke Emotion, die scheinbar von einer meist recht unscheinbaren Kleinigkeit ausgelöst wird, im System die Kontrolle übernimmt. Man sagt und tut dann Dinge, die man später vielleicht bereut und man tut sich schwer, aus dieser Emotion wieder heraus zu kommen. Man quält sich quasi selbst.

Warum mir Drama ein Anliegen ist? Ganz einfach, ich kenne mich echt gut aus damit. Ich bin – oder heute darf ich vielleicht eher sagen ich war – eine richtige Dramaqueen. Schon als Kind habe ich sehr stark emotional reagiert, wenn etwas nicht so lief wie ich es mir vorgestellt hatte, und bis ca. Anfang Dreißig änderte sich daran nicht viel.
Ein falsches Wort konnte den Ausschlag geben, dass meine Stimmung innerhalb einer Sekunde komplett umschlug. Und ich war dann nicht etwa nur kurz beleidigt, sondern ich gab alles, mich in meine Niedergeschlagenheit bestmöglich hinein zu steigern. (Was mir natürlich erst rückblickend auffiel). Keine Frage, dass ich die schlechte Laune sämtlicher Menschen in meiner Umgebung auf mich bezog, aber ich nahm auch schlechtes Wetter, Verkehrsstaus und schlecht gemachte Filme persönlich. Ich ließ einfach keine Gelegenheit aus, mich maßlos aufzuregen.

13 Jahre meines Lebens stand das Drama besonders im Vordergrund. Mit 18 bekam ich starke Herzrhythmusstörungen und entwickelte durch die damit verbundene Angst bald eine massive Darmentzündung sowie verschiedene psychische Störungen, zum

Beispiel Panikattacken und Depressionen. Eigentlich muss man sagen, dass in dieser Zeit Drama mein zweiter Vorname war.
Gott sei Dank wurde die Situation irgendwann untragbar für mich, so dass ich tatsächlich verzweifelt genug war, um die Bereitschaft aufzubringen, etwas zu verändern. Nachdem mir eine Vielzahl von Ärzten, Eingriffen und Medikamenten so lange keine Erleichterung verschaffen konnten, begegnete ich Menschen, die mich darauf aufmerksam machten, dass die Veränderung von innen heraus erfolgen musste.

Meinen Weg aus der Krankheit heraus habe ich auf sehr persönliche Art in meinem ersten Buch „Der Kreis hat sich geschlossen oder Das unendliche Glück", beschrieben.

Heute muss ich immer noch manchmal aufpassen, in gewissen Regungen wie Wut oder Angst nicht mit Haut und Haar zu versinken, so wie es meinem alten Muster entspricht. Denn eines ist klar, so sehr man auch an sich arbeitet, unser Gehirn produziert Emotionen als Antwort auf bestimmte Reize wesentlich schneller als wir denken können.
Nachdem es mir aber gelungen ist, einen Ausweg aus meinem eigenen Drama zu finden und ich nun seit mittlerweile neun Jahren als Alternativtherapeutin und Coach Menschen in ein gesundes, glückliches und entspanntes Leben begleite, habe ich eine Reihe wirksamer Strategien entwickelt, auf konstruktive Weise mit starken Gefühlen umzugehen.
In diesem Buch möchte ich Ihnen davon erzählen.

Moosbach, im Juni 2014

I

Allgemeines

Verstehen was läuft oder die Polarität

Ich glaube nicht an Zufälle.

Ich glaube daran, dass alles im Leben einen Sinn hat und wenn etwas passiert, was uns unglücklich macht, dann sind wir nur deshalb unglücklich, weil wir den Sinn nicht erkennen können und uns deswegen dagegen auflehnen.

Es ist dir sicher auch schon unzählige Male in deinem Leben passiert, dass du auf ein Ereignis zunächst einmal mit einem ganz lauten inneren „Nein" reagiert hast, obwohl es sich hinterher als Glücksfall herausgestellt hat. Hättest du gleich gewusst, wofür es gut ist, hättest du es wohlwollend begrüßt anstatt bekämpft und der ganze Stress war rückblickend völlig umsonst.

Wenn man aber gerade mittendrin ist in der misslichen Lage und in der entsprechenden Emotion, ist es nahezu unmöglich, eine Sinnhaftigkeit zu erkennen. Manchmal fällt es selbst beim Zurückschauen immer noch schwer.

Es kann unheimlich helfen, bestimmte Gesetzmäßigkeiten des Lebens zunächst einmal in der Theorie zu durchschauen und wenn man dann noch ein wenig übt, wird ein Umsetzen in die Praxis zunehmend gelingen. Ich denke, dass du bereits nach diesem Kapitel bestimmte Dinge, die dir in deinem Leben auf die Nerven gehen, mit anderen Augen sehen wirst und womöglich sogar darüber lachen kannst.

Wer mich kennt, weiß, dass ich es liebe, in meinen Vorträgen und bei meinen Behandlungen über Polarität zu sprechen, denn aus meiner Sicht hängt eigentlich jedes Problem, das sich uns stellt, in irgendeiner Form mit nicht verstandener Polarität zusammen.

Das sogenannte Polaritätsgesetz ist ein universelles Lebensgesetz und auch wenn es schwierig und wenig sinnvoll ist, die einzelnen Lebensgesetze anhand ihrer Wichtigkeit zu unterscheiden, so erscheint mir dieses doch als besonders wichtig. Es zu kennen, erleichtert nahezu alles.

In den Jahren meiner Tätigkeit als Coach habe ich es Unzähligen erklärt und allein dadurch schon vielen helfen können, ihre Situation zu verstehen und aufzulösen.

Meine Erklärung unterstütze ich stets mit einer einfachen Zeichnung, die meine persönliche Ergänzung zum allseits bekannten Yin-Yang-Symbol der fernöstlichen Weisheitslehren darstellt.
Das asiatische Bild verdeutlicht, dass alles in unserer Welt zwei Seiten hat, die untrennbar miteinander verbunden sind, mehr noch, ineinander verschlungen sind. Sie bedingen einander, eine von beiden führt in die andere und es ist von der einen auch etwas in der anderen enthalten.

Das Leben oder das Universum, wie ich unsere Welt mit ihren Gesetzmäßigkeiten immer nenne, wertet nicht. Beide Seiten sind gleich wichtig, keine ist besser als die andere. In der Praxis bedeutet das, um ganz einfache Beispiele zu nennen: Wo Licht ist, entsteht automatisch auch Schatten und auf Regen folgt Sonnenschein.

Wenn es nichts Schlechtes gäbe, gäbe es auch nichts Gutes und nichts kann so gut sein, dass eine übergroße Menge davon immer noch gut wäre. Irgendwann beißt sich die Katze immer in den Schwanz, unsere Welt wird nur mit ihren beiden Seiten rund.

Meine ergänzende Zeichnung zeigt eine Wippe, die man vom Kinderspielplatz kennt. Ein Brett, das nur an einer Stelle, nämlich in der Mitte, unterstützt ist und deshalb hin und her schaukeln kann. Jede Seite des Brettes symbolisiert einen der beiden Gegensätze unserer polaren Welt, also schwarz oder weiß, männlich oder weiblich, heiß oder kalt, usw.

Wenn du dir vorstellst, du stündest auf dem Brett, dann wäre deine sicherste und bequemste Position genau dort, wo es unterstützt ist, nämlich in der Mitte. Dort, wo die Extreme der beiden Seiten, also die Enden des Brettes gleich weit von dir entfernt sind.

Wir Menschen neigen jedoch im Gegensatz zum Universum sehr stark zum Werten, entscheiden uns für eine der beiden Seiten, weil sie uns besser erscheint und vernachlässigen die andere. Zum Beispiel sind Viele lieber fleißig als faul oder nehmen lieber, als dass sie geben. Das ist dann so, als ob wir auf dem Brett von der sicheren Mitte weg in die Richtung des einen Endes marschieren würden, wobei der Boden unter unseren Füßen natürlich zu wackeln beginnt. Je weiter man sich nach links oder rechts wendet, also je konsequenter man sich nur für eine Seite entscheidet, umso ungemütlicher wird die ganze Angelegenheit.

Im übertragenen Sinn bedeutet das Kippen der Wippe, dass im Leben kleinere und größere Probleme auftauchen, doch die meisten Menschen erkennen diesen Zusammenhang nicht. Sie halten ihre Schwierigkeiten für von außen kommende Störfaktoren, denen sie zufällig zum Opfer fallen. Tatsächlich handelt es sich aber einfach nur um Hinweise dafür, dass ein Ungleichgewicht eingetreten ist.

Gott sei Dank gibt es nun aber das Polaritätsgesetz, das ganz automatisch für Ausgleich sorgt, egal ob der Betreffende es zur Kenntnis nimmt oder nicht. Das Leben greift helfend ein, damit das Brett wieder in die Waage kommt und zwar indem es die Seite, von der der Mensch sich abwenden wollte, wieder in sein Leben zurückbringt und ihn zwingt, sich auch damit auseinander zu setzen. Die Korrektur kann sowohl über Mitmenschen als auch über körperliche Symptome erfolgen und wird in der Regel als sehr unangenehm empfunden.

Ein paar einfache Beispiele: wenn ich zu lange fleißig war und vergessen habe, faul zu sein, bekomme ich wahrscheinlich eine Grippe, die mich eine Woche lang ans Bett fesselt und schon ist die Schieflage in meinem System beseitigt.

Unser Körper ist überhaupt ein sehr zuverlässiger Helfer, wenn es darum geht, verloren gegangene Balance wieder herzustellen. So erinnert ein krankes Herz seinen Besitzer daran, dass er zu lange nur aus dem Kopf heraus gelebt hat und eine von Gicht schmerzende Hand zwingt im wahrsten Sinne des Wortes zu dem Loslassen, das nicht freiwillig erfolgt ist. Der Bestseller-Autor und Arzt Rüdiger Dahlke hat zu dieser Thematik mehrere empfehlenswerte Bücher geschrieben, wie zum Beispiel „Krankheit als Weg" oder „Krankheit als Sprache der Seele".

Bleibt die Krankheit aus, finden sich mit Sicherheit ein paar Mitmenschen, die – wenn auch völlig unbewusst – daran zu erinnern versuchen, dass im Leben etwas fehlt. Je enger man in Beziehung steht, umso öfter und tiefgreifender wird man sich gegenseitig bei derartigen Prozessen beistehen.

Wenn jemand beispielsweise sehr ordentlich ist, ist ihm Schlamperei natürlich zutiefst zuwider. Ist es da nicht seltsam, dass so jemand ganz bestimmt mindestens einen ganz besonderen Chaoten in seinem unmittelbaren Umfeld hat?

Ganz und gar nicht, er braucht das, um sich auszubalancieren. Er weiß es zwar nicht, aber seine Seele zieht es ganz von selbst in sein Leben.

Ein Pedant ist mit hoher Wahrscheinlichkeit mit einer schlampigen Frau verheiratet und hat womöglich auch noch unordentliche Arbeitskollegen, Kinder und Freunde. Sie treiben ihn täglich zur Weißglut, dabei braucht er sie so dringend und sie brauchen ihn.

Es handelt sich also um eine Beziehung mit wechselseitiger Abhängigkeit in der man nicht wirklich gut miteinander, aber schon gar nicht ohne einander kann. Man teilt sich ein Brett und mit jedem Schritt, den man sich von der Mitte weg bewegt, zwingt man den Menschen auf der anderen Seite, seinerseits ein Stückchen weiter nach außen zu gehen, so dass man sich noch weiter voneinander entfernt.

Wenn du dich in deinem eigenen Umfeld oder in deinem Bekanntenkreis in Hinblick auf diese Zusammenhänge einmal näher umsiehst, wird dir wahrscheinlich so Einiges klar.

Der Volksmund sagt nicht umsonst *„Gegensätze ziehen sich an“*, denn für das Leben als großes Ganzes macht das sehr viel Sinn. Es strebt nach Ausgleich und funktioniert perfekt, auch ohne unser Zutun.

Eigentlich wäre alles wunderbar, nur leider wissen die wenigsten von uns, die universellen Ausgleichsmechanismen zu schätzen. Es kann sehr unangenehm sein, wenn genau das, was man am allerwenigsten erleben möchte, sich immer wieder hinterhältig in den Vordergrund drängt.

Hat man jedoch das Prinzip des Polaritätsgesetzes verstanden, kann man sich selbst vor dem ungewollten Ruck auf dem Brett bewahren, der die Balance wieder herstellt und von dem man nie weiß, wann er erfolgen wird. Nämlich ganz einfach, indem man freiwillig und bewusst für mehr Ausgeglichenheit sorgt.

Stattdessen tappen sehr Viele in die Falle, dass sie noch verzweifelter versuchen, das Unerwünschte zu vermeiden.

Man erkennt nicht, dass man auf dem Holzweg ist und glaubt, man hätte sich zu wenig angestrengt. Und schon wird der gleiche, nicht ans Ziel führende Weg erneut eingeschlagen, nur noch ein wenig verbissener als zuvor. Heraus kommt – wie sollte es anders sein – das gleiche Ergebnis.

Keiner würde auf die Idee kommen, den gleichen Weg einfach noch einmal zurück zu legen wenn er sich mit dem Auto verfahren hat, und dabei erwarten, diesmal anzukommen. Doch die Erkenntnis, dass der gleiche Weg ans immer gleiche Ziel führt, egal wie oft man ihn beschreitet, wird erstaunlich selten auf andere Lebensbereiche übertragen. Die Folge davon ist, dass man immer wieder schmerzhaft auf die Nase fällt.

Doch wie funktioniert das praktisch, freiwillig für mehr Ausgeglichenheit zu sorgen?

Für mich ist der erste und wichtigste Schritt, das laute innere „Nein", also den totalen Widerstand gegen die Situation durch ein „Ja" zu ersetzen.

Ich erkenne an, dass das, was da gerade passiert, höchst sinnvoll für mich ist, auch dann wenn ich es noch nicht erkennen kann. Ich bin kein armes unschuldiges Opfer der Umstände, sondern ich erhalte eine wertvolle Gelegenheit, etwas über das Leben und mich selbst zu lernen. Ich werde daran erinnert, dass ich etwas vergessen habe, denn wie das Yin-Yang-Symbol habe auch ich eine schwarze und eine weiße Seite. Eine faule und eine fleißige, eine verschwenderische und eine großzügige, eine friedfertige und eine aggressive, usw. usw.

Verurteile ich irgendeinen der angelegten Aspekte zutiefst und leugne ihn, kommt er von außen zurück. Und zwar genau so lange, bis ich ihn akzeptiert habe.

Das, was ich verabscheue, wird mich so lange verfolgen, bis ich es lieb gewonnen habe. Habe ich es allerdings lieb gewonnen, wird es mir egal sein, ob es weiterhin Teil meines Lebens ist oder sich auflöst. Es hat eine Aussöhnung stattgefunden, nicht mit dem Außen sondern mit mir selbst.

Hinweise auf derart wichtige Gesetzmäßigkeiten finden sich bei weitem nicht nur in einschlägiger Fachliteratur oder in religiösen Schriften. Denk zum Beispiel an das Märchen vom Froschkönig. Als sich die Prinzessin überwindet und den ekligen Frosch küsst, verwandelt er sich in den Traumprinzen und die beiden sind glücklich bis an ihr Ende.

Einer meiner Klienten litt darunter, dass seine Frau sehr verschwenderisch war und viel Geld für Dinge ausgab, die aus seiner Sicht völlig unnötig waren. Die oben beschriebenen Zusammenhänge konnte er nicht erkennen, stattdessen wurde er immer unzufriedener und machte ihr so viele Vorwürfe, dass die Ehe zu zerbrechen drohte.

Ich erklärte ihm die Sache mit der Polarität und zeigte ihm, dass seine Partnerin für ihn die Großzügigkeit auslebte, die er sich selbst nicht erlauben konnte. Auf der Seelenebene erwies sie ihm damit einen großen Dienst und musste dafür auch noch seinen Zorn über sich ergehen lassen. Noch während ich sprach, veränderte sich sein Blick. Gerade noch war er wütend gewesen und jetzt konnte ich deutlich erkennen, dass er sich für die neue Sichtweise geöffnet hatte. Er war bereit, die Position zu wechseln. Es zumindest einmal damit zu versuchen, sich seine Ehefrau ein Stück weit als Vorbild zu nehmen, um selbst ausgeglichener zu werden, anstatt sie ständig zu verurteilen.

Indem er sich in den darauffolgenden Wochen bemühte, sich öfter mal etwas zu gönnen, seiner Frau kleine Aufmerksamkeiten mitzubringen und kleinere Beträge für wohltätige Zwecke zu spenden, veränderte sich nicht nur schlagartig die Stimmung zwischen den Ehepartnern, sondern sogar das Verhalten der Frau. Sie gab deutlich weniger aus als vorher, ohne es selbst zu merken. Der Druck seiner ständigen Erwartungshaltung war von ihr abgefallen und sie musste ihn nicht mehr unbewusst ausgleichen.

Mittlerweile sind etwa eineinhalb Jahre vergangen und es geht den beiden nach wie vor blendend miteinander. Mein Klient ist immer noch sparsam aber nicht geizig. Er hat gelernt, dass es in bestimmten Situationen großen Spaß machen kann, Geld auszugeben und hat so ein viel freudvolleres Leben als früher. Die Lösung seines Ehekonfliktes war nur ein positiver Nebeneffekt seines eigenen persönlichen Wachstumsprozesses.

Oft werde ich gefragt, woher man wissen kann, ob man sich in der Mitte zwischen den beiden Extremen befindet. Doch ich glaube, das muss man gar nicht wissen. Es geht nicht darum, beide Pole im gleichen Maße auszuleben. Überhaupt ist es relativ unwichtig, was im Außen diesbezüglich tatsächlich passiert. Wichtig ist nur die innere Aussöhnung. Beide Seiten zumindest ansatzweise einmal kennen gelernt zu haben.

Solange es da etwas gibt, dessen Auftauchen meinen Seelenfrieden akut gefährdet, kann ich davon ausgehen, dass da noch ein Lernprozess auf mich wartet.

Bin ich innerlich in Harmonie mit beiden Prinzipien, kann ich recht unbeschwert auf dem Brett hin und her spazieren und mich auch längere Zeit ziemlich weit außen aufhalten.

Ein Workaholic, der aus der reinen Freude heraus arbeitet, sich selbst aber auch im Nichtstun genauso gelassen erträgt wie seine weniger aktiven Mitmenschen, hat nichts zu befürchten.

Muss jedoch aus einer inneren Getriebenheit heraus zwanghaft Dauerleistung erbracht werden oder es fällt auf, dass der Betreffende sich abfällig über andere äußert, würde ich näher hinschauen, bevor es zu größeren Konflikten oder körperlichen Symptomen kommt.

Wie das obige Beispiel zeigt, kann es mit dem Wissen um die Polarität oft sehr einfach sein, Probleme konstruktiv zu lösen. Die Veränderung der eigenen Haltungen wirkt sich in der Regel sogar auf das Verhalten anderer aus. Dies ist vielleicht schwer zu glauben, aber eigentlich logisch. Wenn sich das Innere neu ordnet, zieht das Außen automatisch nach.

Wichtige Voraussetzung hierfür ist jedoch eigenverantwortliches Handeln. Manipulationsversuche werden nicht von Erfolg gekrönt sein.

Eigenverantwortung

A propos Eigenverantwortung: Ohne die geht gar nichts.

Betrachten wir das Thema mit der Verantwortung auf der von mir so geliebten Wippe, würde die Eigenverantwortung die ausgeglichene Mitte verkörpern. Die eine Seite des Brettes wäre die Opferhaltung und die andere die Täterhaltung.

Mit Opferhaltung meine ich, dass man andere Menschen, bestimmte Umstände, die Gesellschaft, womöglich sogar Gott (der Phantasie sind hier keine Grenzen gesetzt) oder das Leben im Allgemeinen dafür verantwortlich macht, wie man sich fühlt und was einem passiert. Das Opfer gibt also Verantwortung ab, die eigentlich seine ist.

Der Täter dagegen reißt fremde Verantwortung an sich. Er mischt sich in Angelegenheiten anderer ein und fühlt sich für deren Wohlergehen zuständig.

Die meisten Menschen hüpfen ständig auf ihrem Brett zwischen der linken und der rechten Seite hin und her, sind abwechselnd Opfer und Täter.

Wenn man seine Mitmenschen und vor allem sich selbst einmal bewusst in Hinblick auf diese Thematik beobachtet, stellt man mit hoher Wahrscheinlichkeit fest, dass es mit der Eigenverantwortung nicht halb so weit her ist, wie man vielleicht vermutet hätte. (Ich weiß wovon ich spreche.)

Drückt mein Mann mit einer Bemerkung bei mir auf einen Knopf, der die roten Lampen meines Systems so richtig aufleuchten lässt, wird die Wut, die dabei in **mir** hochkommt, vollkommen automatisch ihm umgehängt. **Er** hat mich wütend gemacht, daran besteht kein Zweifel, schließlich war ich selbst dabei. Und schon stecke ich bis zum Hals in der Opferhaltung.

Im nächsten Moment wenn ich ihm erkläre, dass das so ja nun gar nicht geht und dass ich gespannt bin, wann er endlich versteht, dass..., habe ich bereits ganz flexibel die Seite gewechselt und übe mich als Täterin, weil ich glaube, ihm mit irgendwelchen Lernprozessen hinterher laufen zu müssen.

Kennst du das?

Der Vollständigkeit halber möchte ich auch die eigenverantwortlichen Varianten präsentieren, die – wenn schon nicht immer in der Praxis – doch zumindest in der Theorie existieren. Zum Beispiel wäre es eigenverantwortlich, ja sogar erleuchtet, (womit ich persönlich meistens leider nicht dienen kann) völlig gelassen auf die Bemerkung zu reagieren. Wissend, dass es immer nur mit einem Menschen selbst zu tun hat, wie er sich benimmt.

Doch auch, wenn Emotionen aufsteigen, was allzu menschlich ist, kann ich immer noch eigenverantwortlich sein.

Eine emotionale Reaktion zeigt, dass das Verhalten des anderen durchaus auch etwas mit mir zu tun haben kann, nämlich dann wenn es etwas in mir auslöst. Denn: Alles, was etwas **mit mir** macht, ist **für mich** gemacht.

Wenn ich das Gefühl aber einfach zur Kenntnis nehme, **ohne** es dem anderen in die Schuhe zu schieben und ihm aus Rache womöglich umgehend auch auf die Zehen zu steigen, bin ich weder zum Opfer noch zum Täter geworden.

Warum das so schwer ist, habe ich mich oft gefragt. Ich denke, wir haben es einfach nicht gelernt, so zu reagieren. Schon früh bekommen wir von allen Seiten vorgelebt, dass es immer einen Schuldigen gibt, wenn etwas nicht so läuft wie gewünscht. Der Partner, der Nachbar, die Mutter, die schlechte Kindheit, die Gesellschaft, das schlechte Wetter oder was auch immer.
Wenn ich mir die Zehen stoße, ist die Kiste schuld oder zumindest derjenige, der sie dort hingestellt hat.

Beginnt man allerdings über diese liebgewonnene Gewohnheit der Projektion nachzudenken, sticht schnell die Absurdität ins Auge. Es liegt nahe, dass ich immer nur etwas fühlen kann, was in mir angelegt ist. Kein Mensch und erst recht kein Ding kann ein Gefühl in mich hinein geben. Viel logischer ist es, dass eine Empfindung in mir, die vielleicht im Verborgenen schlummert, sich immer wieder nach Gelegenheiten umsehen wird, um aufsteigen zu können. Wie sonst könnte es sein, dass verschiedene Menschen auf die gleiche Sache völlig unterschiedlich reagieren?

Außerdem ist der gedankliche Ansatz „**mir** geht es schlecht, also musst **du** etwas verändern", mehr als kindisch und wenig erfolgversprechend.

Auch wenn es um positive Gefühle geht, sehen wir die Dinge traditionsgemäß oft genau falsch herum. So glauben Viele, dass es nur dann sinnvoll ist, Liebe zu empfinden, wenn diese in gleichem Maße von einem Gegenüber erwidert wird.

Führen zwei eine Beziehung und einer von beiden ist offensichtlich der, der mehr liebt, wird er als „Verlierer" betrachtet und ergibt sich nicht selten leidend seiner Opferhaltung.

Was für ein Blödsinn, wo doch jeder immer nur seine eigene Liebe fühlen kann, die ihm niemand je wegnehmen könnte und der, der aufgrund eines offenen Herzens mehr Liebe geben kann, doch bestimmt in der besseren Lage ist.

Nachdem ich nicht nur in Einzelsitzungen mit Klienten arbeite, sondern auch viele Workshops halte, habe ich es mir zur Gewohnheit gemacht, die Menschen danach zu fragen, warum sie ihrer Meinung nach in der Situation sind, in der sie sich gerade befinden oder was der Grund ist, warum sie ihre Ziele bisher noch nicht erreicht haben.

Die Antworten die ich bekomme, sind teilweise wirklich abenteuerlich, so in die Richtung: *„Ich kann mir keinen Job suchen, weil ich meinen 18 jährigen Sohn zur Schule bringen muss"*. Teilweise sind sie aber auch sehr plausibel.

Da gibt es zum Beispiel alleinerziehende Mütter mit einem behinderten Kind, oder Frauen, die Angehörige pflegen, Menschen, die sich das, was sie sich so sehnlichst wünschen, einfach beim besten Willen nicht leisten können und solche die wegen einer Krankheit ans Bett gefesselt sind.

Ich selbst habe über viele Jahre lang meine Herzerkrankung als Ausrede benützt, um meine Träume nicht zu verwirklichen.

Ja, du hast richtig gelesen, ich habe *„Ausrede"* gesagt.

Egal wie behindernd ein Umstand auch auf den ersten Blick zu sein scheint, gib ihm nicht die Macht, über dein Leben zu verfügen. Wenn du das tust, bist du ein Opfer, denn du hast deine Verantwortung an etwas, was außerhalb deiner selbst liegt, abgegeben. Das bedeutet, dass du nicht in der Lage bist, etwas daran zu verändern. Vielleicht sieht es so aus, als könntest du den Umstand an sich nicht ändern, aber du könntest deine Haltung ihm gegenüber verändern und die Chance entdecken, die er für dich bereithält. Nachdem alles, wirklich alles halb schwarz halb weiß ist, gibt es nichts, was nicht auch Vorteile hat. Vorausgesetzt dass man die Bereitschaft aufbringt, sie auch zu sehen.

Ja, es gibt im Leben viele Dinge, die man sich so sicher nicht ausgesucht hätte. Das bedingt schon wieder die Polarität. Manches kann man beeinflussen und manches nicht. Wir müssen lernen, mit Beidem zurecht zu kommen. Aber glaube mir, man kann viel mehr beeinflussen, als man meint.

Mir selbst hat man 13 Jahre lang gesagt, dass man bei meinen Herzbeschwerden leider nichts machen kann. Es gab auch Phasen, da hätte ich es fast geglaubt, aber irgendwie war selbst im tiefsten Loch diese zwar trotzige aber lebendige Stimme in mir, die gesagt hat: *„Ich weiß, dass es geht.“*

Ich habe mich bewusst dazu entschieden, kein Opfer mehr sein zu wollen, oder sagen wir besser, zumindest weniger oft. Es ist so sterbenslangweilig und aussichtslos, ein Opfer zu sein.

Wenn die äußeren Umstände, zum Beispiel das Verhalten eines anderen Menschen, schuld daran sind, dass es mir schlecht geht (natürlich ist dem nicht so, aber wenn ich es mir lange genug einrede, wird die Theorie sich verdammt glaubhaft für mich anfühlen), dann habe ich keine Chance, etwas daran zu verändern. Ich habe nur die eine einzige Wahl, mich meinem Leid zu ergeben und zu warten, bis sich der andere ändert. Die Wahrscheinlichkeit ist jedoch relativ hoch, dass der das nicht tun wird und so bin ich ihm für den Rest meines Lebens hilflos ausgeliefert. Er hat mich in der Hand. Er hat die Macht, mit dem was er tut und was er sagt, über meine Gefühle zu bestimmen. Weil ich sie ihm gegeben habe.

Nehme ich aber die Verantwortung zurück zu mir, habe ich das Ruder in der Hand. Ich kann zwar nicht meine Mitmenschen verändern, aber ich kann darüber entscheiden, wie ich mit ihnen umgehe.

Vielen meiner Klienten gebe ich die Übung mit auf den Weg, in den verschiedenen Situationen, in denen unangenehme Gefühle in ihnen aufsteigen, ganz bewusst in sich hineinzuhorchen und sich zu fragen: *„In welcher Rolle bin ich gerade? Bin ich Opfer oder Täter? Gebe ich Verantwortung ab, mache also andere verantwortlich? Oder reiße ich Verantwortung an mich, die nicht meine ist und fühle mich verantwortlich*?“

Es ist immer gut, sich seiner Muster erst einmal bewusst zu werden. Niemandem wird es gelingen, von heute auf morgen wie auf Knopfdruck ein komplett anderer Mensch zu sein. Im Kapitel „Veränderungen“ gehe ich darauf noch näher ein.

Bewusst zu beobachten, was da eigentlich gerade abläuft, ist ein ganz wichtiger Schritt, der nicht ausgelassen werden kann. Abgesehen davon scheuen wir uns ja alle in irgendeinem entlegenen Winkel unserer Persönlichkeit vor Veränderungen und unser Verstand beginnt sofort, wenn wir einen neuen Vorsatz fassen, uns unerlässlich zuzuflüstern: *„Sei vorsichtig, was du dir da einbrockst, mach lieber so weiter, wie wir es immer gemacht haben“.*

Du schützt dich vor Selbstsabbotage, wenn du ihn sofort beruhigst, zum Beispiel mit den Worten: *„Keine Angst wir beobachten nur, was passiert, wenn wir es einmal so probieren“.*

Sobald du einige Zeit damit verbracht hast festzustellen, ob du eher zum Opfer, zum Täter oder zu beidem gleichermaßen tendierst und wie oft und in welchen Situationen das unerwünschte Muster auftritt, kannst du einen Schritt weiter gehen und dich fragen: *„Will ich überhaupt so reagieren oder gäbe es auch eine andere Möglichkeit?“*

Auch hier kannst du den die Veränderung boykottierenden Teil in dir wieder ruhigstellen, indem du ihm sagst, dass du es nur mal anders probierst und bei Nicht-Gefallen ja jederzeit wieder auf das alte Verhalten zurückgreifen kannst.

Wenn man ganz ehrlich ist, muss man auch zugeben, dass es manchmal auch einfach Spaß macht, Opfer zu sein und sich ein bisschen im Selbstmitleid zu baden. Das soll auch durchaus erlaubt sein.

Aber es ist ein großer Unterschied, ob man sich von Zeit zu Zeit bewusst dazu entscheidet oder ob man seinen Gewohnheiten automatisch unterliegt und dauerhaft darin festsitzt, weil man den Ausweg nicht kennt.

Hast du schon einmal von der hawaiianischen Methode des Ho`oponopono gehört? Ich bin kein Experte auf diesem Gebiet, deswegen empfehle ich dir dazu lieber das Buch „Zero limits“ von Joe Vitale und Ihaleakala Hew Len.

Ich habe es gelesen und war nachhaltig beeindruckt.

Ein Ho`oponopono-Therapeut behandelt seine Klienten, indem er selbst die Verantwortung für deren Probleme übernimmt und sich selbst dafür vergibt, dass die Schwierigkeiten des Klienten entstanden sind. Er zieht keine Grenze zwischen sich und dem anderen und geht davon aus, dass jedes Problem, das in seiner Welt erscheint, auch mit ihm zu tun hat. Seine eigenen falschen Gedanken sind die Ursache. Und weiters ist ihm völlig klar, dass er nur dann für die Lösung des Problems verantwortlich sein kann, wenn er auch für die Entstehung verantwortlich ist.

Es gibt die Geschichte von einem Psychologen, der eine ganze psychiatrische Klinik voller geistig gestörter Krimineller nach dieser Methode geheilt hat, ohne je einen seiner Patienten persönlich gesehen zu haben.

Er nahm sich im Büro einfach Akte für Akte vor, studierte die Verbrechen der Insassen und verzieh sich selbst die brutalen Gedanken, die über die Taten der völlig Fremden ihre äußere Entsprechung gefunden hatten. Die dazugehörigen dunklen Persönlichkeitsanteile in sich selbst nahm er liebevoll an, mit einer Wirkung, die niemand je für möglich gehalten hätte.

Ich gebe zu, der Ansatz ist radikal und für Viele wahrscheinlich zunächst gewöhnungsbedürftig.

Nachdem ich aber das oben erwähnte Buch mit den vielen beeindruckenden Fallbeispielen gelesen hatte, wollte ich das Ganze unbedingt einem Praxistest unterziehen.

Seitdem habe ich mir angewöhnt, in unangenehmen, emotionalen Situationen wie zum Beispiel einem Streit mit meinem Mann, innerlich inne zu halten und einen Schritt zurück zu gehen. Im Stillen sage ich zu mir selbst folgenden Satz:

„Für alles was ich sehe, für alles was ich höre und alles was hier passiert, übernehme ich jetzt die völlige und alleinige Verantwortung."

Mir tut das sehr, sehr gut und das Wortgefecht nimmt schnell wieder eine konstruktive Wendung. Indem ich das tue, erhebe ich mich umgehend aus der Opferhaltung und nehme eine aktive Haltung ein. Ich bin wieder die, die die Situation und meine Gefühle beeinflussen kann, anstatt den Ereignissen hilflos ausgeliefert zu sein.

Ich erinnere mich daran, dass ich nur einen einzigen Hebel habe, an dem ich ansetzen kann, um die Welt zu verändern. Und das bin ich.

Dein Hebel bist du. Worauf wartest du?

Pfeif auf die Ursachen

Wenn du in eine Situation kommst, die dir nicht gefällt, was ist dann dein erster Gedanke?

„Warum immer ich? Warum ist das so? Wieso ist mir das jetzt passiert?"

Dann denkst du weiter, als die meisten anderen. Viele interessieren sich nicht wirklich für Ursachen. Sie schimpfen und sie ärgern sich, suchen nach einem Schuldigen, tun so, als wäre das, was sie da gerade stört, einfach vom Himmel gefallen.

Gerade in der Medizin kümmert man sich oft nicht um die Ursache von Symptomen, sondern beschränkt sich darauf, sie schnellstmöglich zu unterdrücken.

Leute, die bewusster sind, fragen nach dem Warum. Sie begeben sich auf die Suche und sie werden reichlich fündig. Sie finden Impfschäden, Schwermetallbelastungen, Kindheitstraumata, schlimme Vergehen in Vorleben, ungünstige Sternenkonstellationen, verschlossene Chakren, blockierte Meridiane und sogar Fremdbesetzungen.

Glaub mir, ich weiß wovon ich spreche. Viele Jahre war ich auf der Suche und das, was ich fand, hat mich anfangs überrascht und fasziniert, später aber zunehmend gelangweilt. Es war irgendwie immer das Gleiche, mal in Grün und mal in Blau. Zunächst hatte ich das Gefühl, mich selbst immer besser kennen zu lernen und Fortschritte zu machen, doch dann trat ich nur noch auf der Stelle.

Ich schreibe dieses Kapitel, weil ich davon ausgehe, dass du, wenn du dieses Buch liest, in deinem Leben schon sehr viele Ursachen gesucht und gefunden hast. Ich halte das durchaus für wichtig in einer bestimmten Lebensphase. Man erkennt dadurch wertvolle Zusammenhänge und kommt dahinter, dass eins ins andere greift, nichts zufällig passiert. Doch auf die Dauer ist diese Art von Forschung auch nicht der Weisheit letzter Schluss.

Wenn du von der Seite kommst, auf der du dich wenig um Ursache und Wirkung geschert hast, ist es gut und notwendig, das auch zu lernen.

Doch dann findet man so viel und wenn man weiter sucht, findet man noch mehr und all das ist so aufregend, dass es direkt zu einer Sucht werden kann.

Ist ja auch kein Wunder, nicht umsonst gibt es das Sprichwort: *„Wer suchet, der findet."*

Bist du schon einmal mit einer Erkrankung zu verschiedenen Spezialisten aus unterschiedlichen Fachbereichen gegangen?
Dann hast du vielleicht auch festgestellt, dass jeder etwas anderes für deine Beschwerden verantwortlich macht. Der eine sagt, das ist eine Infektion, der zweite sagt, dein Gallenblasenmeridian ist gestört und der dritte sagt, bei deiner Geburt wurde der oberste Halswirbel verschoben, was sich immer noch auswirkt.

Gar keine Frage, alle haben Recht. Tatsächlich hat alles was ist, nicht eine Ursache sondern unzählige.

Und jede Ursache hat selbst auch wieder unzählige Ursachen. Wenn man Lust und Zeit hat, kann man das zurückverfolgen bis zum Urknall. Doch warum kam es zum Urknall?

Was ich damit sagen möchte, manche wissen einfach nicht, wann es genug ist und verrennen sich hoffnungslos in ihrer Ursachensuche.

Einerseits sollten wir also ein Gleichgewicht finden zwischen Hinterfragen und Hingabe. Mit Hingabe meine ich die innere Haltung: *„So ist es eben. Ich weiß nicht warum und kann es nicht ändern, also mach ich das Beste draus."*

Manchen gelingt das ganz leicht und für Einige ist es die pure Hölle, wenn sie etwas nicht beeinflussen können. Ich gehöre zu der zweiten Gruppe, und du?

Aber mit zunehmendem Alter häufen sich die Erfahrungen die zeigen, dass Vieles, wofür man sich niemals entschieden hätte, doch sehr wertvoll war, sodass das Vertrauen ins Leben wächst und Hingabe immer leichter gelingt. In jedem Fall sind wir aufgefordert, mit beidem zurecht zu kommen. Wir müssen lernen, unseren Hintern in die Höhe zu heben, um viel über die Dinge zu erfahren und sie zu beeinflussen, genauso wie es auch gefragt sein kann, einfach passiv zu beobachten und abzuwarten. Wenn wir das eine gut beherrschen, haben wir manchmal das Gefühl, jetzt hätten wir ausgelernt, doch dann wendet sich das Blatt und die gegenteilige Lektion steht auf dem Stundenplan.

Neben der Hingabe gibt es aber auch noch die richtige Art des Hinterfragens zu erlernen. Hierzu möchte ich dir einfach ein Beispiel geben:

Stell dir vor, du steckst in finanziellen Schwierigkeiten und weißt nicht, wie du deine Miete bezahlen sollst.

Wenn du dir jetzt die Frage stellst: *„Warum habe ich schon wieder zu wenig Geld? Warum schaffe ich es einfach nicht?“*, wie fühlt sich das an?

Und im Vergleich dazu jetzt die Frage: *„Wie könnte ich das Geld doch noch auftreiben?“*

Spürst du den Unterschied?

Während die erste Frage dich runter zieht, ist die zweite Frage kraftvoll. Das „Warum“ lenkt deinen Blick nach hinten in die Vergangenheit. Das bringt dich nicht weiter. Selbst wenn da jemand wäre, der dir diese Frage mit 100 % Wahrheitsgarantie beantworten könnte, es würde dich nicht weiter bringen. Derartige Fragestellungen führen, wenn überhaupt irgendwohin, zu Antworten wie: *„Weil du es dir scheinbar von deinem Vater abgeschaut hast, der auch nicht mit Geld umgehen konnte“, „weil du einfach ein Versager bist“ oder „weil du ja unbedingt den Job kündigen musstest“.*

Hilft dir das?

Nein. Ganz im Gegenteil. Es liefert dir vielleicht sogar eine Ausrede, an der du dich festhalten kannst. Du bist womöglich gar nicht selbst für die Lage verantwortlich, in der du steckst, also kannst du sie auch nicht ändern. Und du machst dich selbst runter, was dich vermutlich nicht dazu motiviert, schnell nach einer Lösung für dein Problem zu suchen.

In meiner Praxis sind mir zum Beispiel oft Menschen begegnet, die bei irgendwelchen Rückführungen Szenen aus Vorleben wieder erlebt hatten, die eine perfekte Erklärung für ihre momentane

Lebenssituation geliefert haben. Nur leider taten sie sich danach umso schwerer, heraus zu kommen.

Ich erinnere mich an eine Klientin, die bei einem Familienstellen herausgefunden hatte, dass ihr Großvater ihr die Schuld aufgeladen hatte, die er im zweiten Weltkrieg eingegangen war. Jetzt war ihr klar, warum alles schief ging, was sie anpackte, aber sie hatte auch keine Perspektive mehr. Denn was sollte sie an der Kriegsschuld ihres Großvaters ändern?

Die zweite der beiden Fragen, schert sich nicht um das Warum, sondern richtet deinen Blick auf konstruktive Weise nach vorne in eine positivere Zukunft. Sie sucht nach Auswegen anstatt nach Ausreden.

Auch wenn dir nicht sofort eine geniale Erwiderung einfällt, stelle sie dir immer wieder, schreibe sie auf, klebe sie an deinen Kühlschrank und du wirst sehen, es werden Antworten auftauchen, die zum Beispiel so aussehen könnten:

„Ruf doch mal Soundso an, vielleicht kann der dir helfen!" oder *„Vielleicht wäre es wirklich an der Zeit, den Chef um eine Gehaltserhöhung zu bitten."*

Die Leute wollen oft von mir wissen, warum sie krank geworden sind, doch ich halte es diesbezüglich wie eines meiner Vorbilder, der Arzt Rüdiger Dahlke. In seinem Buch „Krankheit als Weg", das er mit Thorwald Detlefsen bereits in den 80ern geschrieben hat und das immer noch top aktuell und sehr empfehlenswert ist, erklärt er ausführlich, dass er sich weniger für die Ursache, als vielmehr für den Zweck einer Krankheit interessiert.

Erst dann wenn der Zweck erfüllt ist, wird die Krankheit nicht mehr gebraucht und kann gehen. Erinnert mich zum Beispiel eine Gelenkserkrankung ganz im Sinne der Polarität daran, dass ich geistig unbeweglich geworden bin, muss ich mich nur wieder freiwillig flexibler zeigen, sodass mein System auf den Hinweis über den Körper verzichten kann.

Das wirkt viel nachhaltiger, als eine der vielen Ursachen zu beseitigen, wie zum Beispiel einen defekten Knorpel operativ zu ersetzen. Der Zweck wurde in diesem Fall nicht erfüllt und es wird nicht lange dauern, bis mir wieder eine Botschaft überbracht wird.

Um es also nochmals in der Kürze zusammen zu fassen: Es kann durchaus gut sein, eine gewisse Zeit nach dem Grund zu suchen, vor allem wenn du gerade erst dabei bist, die Prinzipien von Ursache und Wirkung zu entdecken.

Verliere dich aber nicht dauerhaft in den Tiefen deiner Vergangenheit. Das macht das Drama oft größer anstatt kleiner. Irgendwann musst du weitergehen und auch lernen, dich in Hingabe zu üben.

Annehmen was ist, ohne Gegenwehr.

Hingabe bedeutet wiederum nicht, untätig zu sein, ganz im Gegenteil. Anzuerkennen, dass alles was ist sinnvoll ist, ermöglicht es dir, das Beste aus jeder Situation zu machen, in dem du dich in Eigenverantwortung und mit nach vorne gerichtetem Blick auf eine konstruktive Lösung ausrichtest.

Veränderungen

„Alles im Leben ist Veränderung“, sagt man oder „das einzig Konstante ist der Wandel“.

Doch in Wahrheit macht uns Veränderung enorme Probleme – und zwar von zwei Seiten.

Dann, wenn wir mit Unerwartetem zurecht kommen müssen, aber auch dann, wenn wir von uns aus etwas erreichen wollen, wir aber immer wieder in den alten Trott zurück rutschen.
Wir sind also viel zu starr und unflexibel.

Während es in der Natur überhaupt nichts gibt, das auch nur eine Woche lang gleich bleiben würde, wünschen wir uns, dass so manches in unserem Leben für immer sein sollte. Veränderung macht uns Angst. Manchem sogar so große, dass er es vorzieht, in einem zwar sehr unangenehmen aber eben gewohntem Zustand zu verharren. Wie viele Leute kennst du, die sich lieber mit eingeschlafenen Beziehungen, verhassten Jobs oder Krankheiten arrangieren, anstatt das Notwendige zu tun, um eine Verbesserung zu erreichen?

Wir sind umgeben und durchdrungen von Lebensenergie und tauschen ständig Energie mit unserer Umgebung aus. Das ist einer der Gründe, warum wir uns an manchen Orten wohlfühlen und an manchen nicht und warum uns die Gesellschaft einiger Menschen lieber ist als die anderer. Ganz automatisch nehmen wir die entsprechenden Schwingungen auf und werden davon beeinflusst. Umgekehrt strahlen wir natürlich auch etwas aus.

Auf der einen Seite fließt also ständig Energie in unser System hinein und auf der anderen hinaus. Wir nehmen Essen und Trinken auf und scheiden es wieder aus, wir nehmen Wissen auf und geben es weiter, Menschen, Tiere und Dinge kommen in unser Leben und verlassen es wieder. Nichts bleibt für immer. Das ist der natürliche Lauf des Lebens.

Sehr oft ist dieser Optimalzustand jedoch gestört. Wir verdichten die Grenzen unseres Systems. Vorne lassen wir nur selektiv Neues in unser Leben hinein, weil wir uns schützen wollen und hinten lassen wir nur sehr ungern etwas los, weil Loslassen für die meisten von uns sehr, sehr schwer ist. Selbst von Dingen, die wir seit Jahren nicht mehr verwendet haben, können wir uns kaum trennen, von wirklich Liebgewonnenem ganz zu schweigen. Wenn wir uns von geschätzten Weggefährten verabschieden müssen, ist es unglaublich schmerzhaft. Verhaltensmuster aufzugeben, auch dann wenn sie wenig gewinnbringend sind, ist für Viele fast ein Ding der Unmöglichkeit.

Der Fluss des Lebens kann also nicht frei durch uns hindurch fließen sondern er wird abgebremst. Die Folge davon ist, wir fühlen uns abgetrennt, werden krank und unglücklich oder werden durch unangenehme Begebenheiten zum Wandel aufgefordert. Nehmen wir den Auftrag an, kann sich das Blatt wenden, aber im schlimmsten Fall, wenn wir jegliche Veränderung verweigern, müssen wir sterben. Stagnation bedeutet Tod.

Wenn ein Mensch älter wird, sich seinem Tod immer mehr annähert, wird er nach und nach immer unbeweglicher. Auf der körperlichen Ebene, aber auch auf der geistigen. Ein alter Mensch lässt sich nicht mehr gerne drein reden und fängt auch nur noch ungern

Neues an. Diejenigen, die besonders alt werden und dabei auch noch gesund und glücklich sind, sind flexibel geblieben. Umgekehrt gibt es aber auch Viele, die schon als Junge starr im Geiste sind und bald folgt der Körper nach, mit den verschiedensten Symptomen.

Ich halte es für wichtig, sich immer wieder bewusst zu machen, wie wichtig und bereichernd es im Leben ist, sich stets zu wandeln, Neues auszuprobieren und andere Standpunkte einzunehmen. Das Schöne am Verliebtsein ist, dass wir nicht nur einen anderen Menschen neu kennen lernen, sondern auch uns selbst, indem wir mit dem neuen Partner Dinge tun, die wir vielleicht nie vorher oder schon sehr lange nicht getan haben.
Das belebt ungemein, wir sehen das ganze Leben mit anderen Augen und alles macht uns kindlichen Spaß. Doch wir brauchen nicht regelmäßig unseren Partner zu wechseln, um uns lebendig zu fühlen. Wir können uns auch unzählige Male in uns selbst verlieben, wenn wir immer wieder unsere Grenzen überschreiten und neue Wege gehen.
Selbst wenn du mit solchen Kleinigkeiten beginnst, wie einmal in einem anderen Supermarkt einzukaufen oder mit dem Fahrrad statt mit dem Bus zur Arbeit zu fahren, wirst du bereits merken, wie gut das tut. Nach und nach wirst du mutiger werden, vielleicht dein Styling ändern, in andere Lokale gehen, auf fremde Leute zugehen, wer weiß? Fang langsam an und beobachte, was es mit dir macht. Vielleicht sind aber auch wirklich große Veränderungen angebracht.

Als ich begonnen habe, bewusst an mir zu arbeiten, habe ich viel gelesen, um mir immer wieder Anregungen zu holen. Die „Gespräche mit Gott“ von Neal Donald Walsch gehörten zu den ersten derartigen Büchern in meinen Leben. Ein Satz ist mir daraus immer noch an jedem Tag ein ständiger Begleiter.

Er lautet:

„Frage dich einfach, willst du der sein, der das tut."

Ich habe diesen Satz mit mir herum getragen und mich damit, bei dem was ich tat, überprüft.

„Will ich die sein, die da gerade hysterisch herum brüllt?"

„Nein, eigentlich nicht."

„Will ich die sein, die das Handy von meinem Freund nach Anrufen durchsucht?"

„Nein, eigentlich nicht."

„Will ich die sein, die schlecht gelaunt in der Ecke sitzt, während sich die anderen amüsieren?"

„Nein, eigentlich nicht."

„Will ich die sein, die diesen interessanten Menschen einfach anspricht?"

„Ja, eigentlich schon."

„Will ich die sein, die sich entschuldigt, um wieder Frieden zu haben?"

„Ja, eigentlich schon."

„Will ich die sein, die ihre Koffer packt, zum Flughafen fährt und einfach mal alleine irgendwohin fliegt?"

„Ja, eigentlich schon."

Ich stellte schnell fest, dass ich sehr, sehr oft Dinge tat, die ich eigentlich gar nicht tun wollte und umgekehrt sehr Vieles bleiben ließ, was mich reizte. Ich war ein wandelnder Widerspruch, lebte hinten und vorne nicht das, was ich eigentlich leben wollte, war also kein bisschen authentisch und integer. Und das obwohl Authentizität zu den Eigenschaften gehörte, die ich an anderen am allermeisten bewunderte. Kein Wunder, dass ich nicht glücklich war, denn glücklich ist man dann, wenn innere Einstellung und äußeres Handeln übereinstimmen.

Vielleicht ist es auch für dich aufschlussreich, dich von diesem Satz ein paar Tage begleiten zu lassen. Wenn du zu einem ähnlichen Ergebnis kommst wie ich, schreit das nach Veränderung. Danach, die Kluft zwischen Theorie und Praxis zu schließen.

Kann es sein, dass du jetzt ein mulmiges Gefühl in der Bauchgegend hast?

Wie bereits angesprochen, Veränderung macht immer Angst. Auch im folgenden Kapitel über Entscheidungen werde ich darauf noch einmal eingehen. Unser System warnt uns richtiggehend davor etwas zu verändern. Hast du vielleicht schon einmal beschlossen, ab jetzt konsequent Sport zu betreiben und schon auf der ersten Laufstrecke hat dein Herz so komisch gestochen? Ich habe das nicht erst einmal erlebt und von vielen Klienten eine ganz ähnliche Geschichte gehört. Das ganze System scheint zu schreien:

„Vorsicht, da ist etwas nicht so wie gewohnt, nochmal überprüfen, bitte!“

Das heißt aber nicht, dass dir das, was du da vorhast, nicht gut tun würde. Dein System warnt dich, wenn du zu rauchen aufhörst, wenn du deine Ernährung veränderst und wenn du im Schlafzimmer deinen Spiegel entfernst. (Ein Spiegel wirkt sich belebend auf die Raumenergie aus und stört die Tiefschlafphase, was sich dauerhaft sehr negativ auswirken kann.)

Jedes Mal, wenn ich für mich beschließe, ein neues Ziel anzuvisieren, stelle ich kurz darauf fest, dass aus heiterem Himmel irgendwelche Hindernisse auftauchen. Ich kann mich zum Beispiel gut an einen Sonntagmorgen erinnern, an dem ich vollkommen grundlos überglücklich und bis oben angefüllt mit Liebe aufgewacht bin. Zwischen meinem Gedanken, dass diese Harmonie vielleicht immer anhalten würde und dem Schreiduell mit meinem Mann lagen dann nicht einmal ganz zehn Minuten.

Manchmal kommt es mir so vor, als würde ich mit dem Leben direkt kommunizieren. Kaum fasse ich einen Gedanken, kommt sofort die Rückfrage:

„Bist du dir sicher? Auch wenn´s schwierig wird?“

Und relativ oft stellt sich dann heraus, dass mein Vorhaben so richtig ernst gemeint gar nicht war.

Sehr viele Leute neigen dazu, bei den ersten Schwierigkeiten auf dem Weg zu einem gesetzten Ziel wieder umzudrehen. Zurück in bekanntes Territorium.

Bei einem Führungskräfteseminar von Boris Grundl hörte ich Folgendes: Wenn wir uns etwas Neuem zuwenden, ganz egal worum es sich dabei auch immer handelt, hängt der Erfolg, den wir damit haben werden, von Engagement und Kompetenz ab, wobei die Kompetenz sich wieder aus Wissen und Erfahrung zusammensetzt.

Wir durchlaufen der Reihe nach vier Phasen, in denen sich Engagement und Kompetenz ständig verändern.

Die erste Phase könnte man Verliebtheitsphase nennen. Wer schon einmal verliebt war, weiß, dass das Engagement am Anfang immens hoch ist. Die Kompetenz dagegen ist denkbar gering. Die „Verliebtheitsphase“ gibt es aber auch in anderen Lebensbereichen, zum Beispiel, wenn man ein neues Hobby beginnt, eine neue Ausbildung, einen neuen Job oder wenn man zum ersten Mal ein Haus baut oder einen Garten anlegt. Zu Beginn ist der Enthusiasmus im Vergleich zum Wissen über die Herausforderung unverhältnismäßig groß.

Nach einigen Wochen oder Monaten kommt man dann in Phase 2. Man weiß schon recht gut, wie der Hase läuft. Vom neuen Partner hat man die eine oder andere negative Seite kennen gelernt, im Job ist man eingearbeitet und im Hobby hat man sich die wichtigsten Grundbegriffe erschlossen.

Die Kompetenz ist also gestiegen, wundersamer Weise ist aber parallel dazu das Engagement in etwa gleichem Maße gefallen. Wenn man davon spricht, leuchten die Augen nicht mehr so und der eine oder andere Gedanke in die Richtung, dass das sooo toll alles gar nicht ist, hat sich auch schon eingeschlichen.

Phase 2 geht fließend in Phase 3 über und ist dieser auch sehr ähnlich. Phase 3 ist lediglich eine konsequente Fortsetzung. Die Kompetenz geht weiter nach oben, das Engagement nach unten. Die Linien begegnen sich oder kreuzen sich sogar. Bis man eine fortgeschrittene Phase 3 erreicht hat, können Jahre vergehen.

In Phase 2 und Phase 3 wechselt ein sehr großer Prozentsatz an Menschen wieder den Job, verlässt eine Beziehung wieder oder gibt ein Hobby wieder auf. Da das Engagement sukzessive immer weiter nach unten geht, wird der Schluss gezogen, dass es eben doch nicht „das Richtige" ist, nicht wissend, dass diese Phasen vollkommen normal sind und in jedem Bereich immer durchlaufen werden müssen. Man quält sich dann vielleicht noch eine gewisse Zeit mit der Entscheidung und schließlich gibt man auf.

Das ist sehr schade, denn nach Phase 3 kommt die Phase 4, die Meisterschaft. Hier wird es erst richtig interessant. Hier ist die Kompetenz sehr hoch, man hat mehrjährige Erfahrung und ein beachtliches Wissen angehäuft. Man hat auch reichlich mit den Nachteilen Bekanntschaft gemacht und unzählige Schwierigkeiten sowie mühsame Zeitspannen durchgestanden und trotzdem ist – wie durch ein Wunder – das Engagement zurückgekehrt. Nicht trotz, sondern gerade weil man der Angelegenheit nicht mehr blauäugig gegenüber steht.

Hier erreichen Beziehungen echte Tiefe, der Job ist nicht mehr nur eine Beschäftigung, sondern bringt Erfüllung.

Ich war wirklich berührt bei dem Seminar, als mir diese Zusammenhänge klar wurden. Zurückblickend auf mein Leben gingen mir so einige Lichter auf. Wie oft man etwas durchleben kann, ohne zu verstehen, was da gerade passiert. So manch „falscher" Weg hatte sich mir einfach noch nicht erschlossen, als ich ihn wieder verließ. Und wie blöd ist man doch eigentlich, wenn man eine Sache beginnt, um sich darin baldmöglichst auszukennen, doch wenn man sich dann auskennt, interessiert es einen nicht mehr.

Trotzdem bedaure ich nichts, ich bin tief überzeugt, dass alles genau so richtig war, wie es geschehen ist. Aber für meine Gegenwart und Zukunft hat das Wissen um diese Phasen viel verändert.

Auch in anderen Quellen habe ich inzwischen mehr über dieses Thema gefunden.

Die Trainer Vera Birkenbihl und George Leonard beschreiben, dass beim Lernen auf eine steile Phase des Wissensanstiegs und der praktischen Fortschritte stets eine Plateauphase folgt. Also eine Zeit, in der man das Gefühl hat anzustehen, sich nicht weiter zu entwickeln. Womöglich hat man sogar das Gefühl, rückwärts zu gehen, weil selbst die Dinge nicht mehr funktionieren, die man schon zu beherrschen glaubte.

Auf jedes Plateau folgt wieder ein steiler Anstieg, ein Aufsteigen auf die nächste Ebene und dann kommt wieder ein Plateau. Jedes Mal wieder ist das schmerzhaft und frustrierend und jedes Mal wieder geben auf so einem Plateau Viele auf. Weil sie sich vormachen, dass sie so der sich wiederholenden Frustration entkommen können.

In Wahrheit beginnen diese Menschen immer wieder von vorne, um immer wieder überrascht festzustellen, dass es in jeder Disziplin Plateaus gibt. Für manch einen sind allerdings sehr viele Neustarts notwendig, um das zu begreifen.

Diejenigen aber, die durchhalten, die dranbleiben wenn es unangenehm wird, steigen immer höher hinauf. Sie gewöhnen sich an die Plateaus und auch an die damit verbundenen Schmerzen. Sie erdulden sie meisterhaft in Vorfreude auf den nächsten Anstieg. Wobei es ihnen gar nicht wirklich um den Anstieg geht. Sie tun das, was sie tun, einfach viel zu gerne, um es aufzugeben und sie haben die

Disziplin und die Stärke, sich an ihre Verabredungen mit sich selbst zu halten und das gesteckte Ziel einfach zu verfolgen.

Seit ich das alles weiß, fällt es mir viel leichter, auf Schwierigkeiten nicht mit Widerstand zu reagieren. Oft freue ich mich sogar über das Zeichen, dass ein Fortschritt bevorsteht. Mein Fluchtreflex ist nicht mehr so ausgeprägt und das Durchhalten bringt mich nicht nur auf nie gekannte Ebenen, es stärkt meinen Selbstwert, weil ich meine Versprechen mir gegenüber nicht mehr breche.

Früher habe ich das oft getan und ich beobachte diese Angewohnheit auch bei sehr vielen Klienten. Wie oft hast du dir schon gedacht, das und das möchte ich gerne machen und dann ist nichts daraus geworden?

Hattest du schon einmal eine Freundin, die sich nicht an eure Verabredungen gehalten hat, dich stattdessen regelmäßig in letzter Minute versetzt hat?

Es gab eine Zeit, da hatte ich sogar mehrere von der Sorte in meinem Leben. Aus jetziger Sicht erscheint mir das sehr logisch. Die Guten haben mich lediglich daran erinnert, wie ich mit mir selbst umgegangen bin.

Von einer Freundin trennt man sich nämlich, wenn sie einen ständig versetzt, weil das lästig ist und auch weh tut. Sie vermittelt einem damit ohne Worte: *„Du bist mir nicht wichtig genug, um mich daran zu halten, was ich mit dir ausgemacht habe. Du bist meine letzte Priorität und kommst erst dann dran, wenn gar nichts anderes dazwischen kommt."*

Wenn du so etwas zu dir selbst öfter sagst bzw. dich dir selbst gegenüber so verhältst, verletzt du deine Seele vielleicht sogar noch mehr, als wenn es ein anderer tut. (In Wahrheit kann man sich ja ohnehin nur selbst verletzen.)

Umgekehrt ist es ein sehr erhebendes Gefühl, wenn man das, was man sich vornimmt, einfach macht. Vor allem dann, wenn man vorher einen größeren inneren Schweinehund besiegen musste. Probiere es einfach aus.

Als ich endlich begonnen habe, an diesem Buch zu schreiben, trug ich es schon monatelang in meinem Kopf mit mir herum. Viele gute Ideen sind im Verlauf dieser Zeit wahrscheinlich wieder im Äther verschwunden, nur weil ich es nicht schaffte, mich wirklich hin zu setzen und festzuhalten, was sich in meinen Gehirnwindungen drehte. Als ich mich zum X-ten Mal darüber ärgerte, dass mir der brillante Gedanke von gestern nicht mehr einfallen wollte, schwor ich mir, von nun an alles aufzuschreiben und täglich mindestens eine Seite meines zukünftigen Buches auszuformulieren. Manchmal setzte ich mich hin und es ging einfach nichts, aber ich zwang mich, sitzen zu bleiben und auf einmal ging es doch. Es machte mich unheimlich glücklich, dass ich auch dann dazu in der Lage war, etwas Sinnvolles zu schreiben, wenn ich mich dazu zwang.
Ein ziemlich festsitzender Glaubenssatz der Art *„Auf Kommando kann man nicht kreativ sein"*, wurde dadurch nachhaltig entkräftet.

An manchen Tagen konnte ich fast nicht aufhören und ich schrieb weit mehr, als die mit mir selbst vereinbarte eine Seite. Jeden Tag aber war ich einfach nur tief zufrieden und stolz auf mich selbst, weil ich **ES** wirklich getan hatte.

Trotzdem faszinierte es mich ebenso täglich, dass trotz dieser positiven Erfahrungen der Schweinehund jeden Tag wieder auftauchte und mich mit den raffiniertesten Tricks vom Schreiben abzuhalten versuchte. Sogar andere Leute spielten mit, indem sie mich genau in dem Moment anriefen, als ich das Textverarbeitungsprogramm öffnete. Aber ich blieb eisern, besiegte ihn immer wieder aufs Neue und freute mich an dem Erfolg, der aus weit mehr als den resultierenden Buchseiten bestand.

Beim Dranbleiben verändert sich also die innere Haltung. Wie gerade beschrieben, müssen dabei Glaubenssätze weichen und innere Hindernisse überwunden werden. Manchmal geht das so nebenbei, fast schon automatisch und manchmal muss man sich sehr bewusst dazu entscheiden, einen Standpunkt zu verlassen, um weiter machen zu können.

Ich erinnere mich zum Beispiel an eine Ausbildung, die ich erst begann, nachdem ich aufgrund der guten Auftragslage schon einige Monate in dem Bereich gearbeitet hatte. Das heißt, bereits beim ersten gemeinsamen Seminar mit den neuen Kollegen konnte ich schon sehr viel und war unterfordert. Zudem ging der Ausbilder nicht zu 100 % so vor, wie ich es getan hätte. (So eine Schweinerei aber auch!)

Ich reagierte darauf, indem ich mich deutlich sichtbar langweilte aber auch boykottierte und rummeckerte. Damit vermieste ich nicht nur den anderen sondern vor allem mir selbst die Laune und bestätigte mir ununterbrochen selbst die Einstellung, mit der ich gekommen war: *„Hier gibt es für mich nichts zu lernen.“*

Als ich gerade ernsthaft dabei war, die Ausbildung hinzuschmeißen, obwohl ich schon einen größeren Geldbetrag investiert hatte, kam Gott sei Dank eine Freundin zu Besuch, die mir sehr weiter half. Sie riet mir, mich total zurück zu nehmen. Es wäre doch möglich, meinte sie, dass es hier etwas ganz anderes für mich zu lernen gab, zum Beispiel eine nahtlose Integration in die Gruppe. Ich sollte nicht so blöd sein, das Geld beim Fenster raus zu werfen, mich stattdessen einfach entspannen, mich darauf freuen, dass ich am Ende ein Diplom bekommen würde, das ich gut brauchen könnte und mich überraschen lassen, was es sonst noch an Geschenken für mich geben würde.

Das schien mir eine gute Idee zu sein. Zusätzlich fiel mir in diesen Tagen auch noch das Buch von George Leonard „Der Längere Atem" in die Hände. Er beschreibt darin, dass es einen Meister ausmachen würde, jeden Tag wieder wie ein Anfänger voller Hingabe zum abertausendsten Mal die gleiche Übung zu absolvieren. Weil der wahre Meister die Übung als wichtiger erachte als sich selbst.

Das berührte mich und ich wollte es selbst ausprobieren. Tatsächlich wurde ich reich beschenkt. Auf einmal machten mir die Kurse Spaß, ich genoss es, Teil der Gruppe zu sein und entdeckte unendlich viele Feinheiten, die ich noch nicht einmal zur Kenntnis genommen hatte. Da gab es sehr wohl eine Menge zu lernen für mich. All das war natürlich viel besser, als einfach aufzugeben und mir selbst und allen anderen einzureden, dass ich eine für mich völlig ungeeignete Ausbildung begonnen hatte.

Im Nachhinein bin ich wirklich sehr froh über meinen Abschluss und über die damit verbundene Erfahrung. Für mich ist es eines von unzähligen Beispielen in meinem Leben, dass es gut ist, durchzuhalten, wenn es schmerzhaft wird. Danach wird es in der Regel erst richtig toll. Ich habe gelernt, den Schmerz zu schätzen, anstatt vor ihm davon zu laufen. Er ist ein Indikator dafür, dass es etwas zu Lernen gibt und dass ich zu stark an meinem Standpunkt festhalte.

Sehr viele bedeutsame Zusammenhänge werden auf der materiellen Ebene deutlich sichtbar, man muss sie nur sehen wollen. Wenn wir zum Beispiel etwas ganz fest in unserer Hand halten, dauert es nicht lange und die Hand beginnt zu schmerzen. Das Loslassen tut im ersten Moment sogar noch mehr weh, doch nach nur kurzer Zeit verschwindet der Schmerz und wir sind wieder offen, alles aufzunehmen. Bleibt die Hand dauerhaft geschlossen, leiden wir zunehmend und verlieren ständig an Kraft.

Ich halte es für so wichtig und effektiv, vor allem die Standpunkte loszulassen, die einem besonders am Herzen liegen, dass ich diesem Thema im Beziehungsteil des Buches noch ein eigenes Kapitel widmen werde.

Doch auch, wenn Veränderung lebendig und natürlich ist und nicht umgangen werden kann, so kann man sie doch nicht übers Knie brechen. Wie draußen in der Natur braucht jede Form von Entwicklung ihre Zeit.

Neben den vier Phasen des Erfolgs von Boris Grundl, die ich vorhin beschrieben habe, gibt es noch weitere vier Phasen, die wir bei jedem Lernprozess durchlaufen. Die vier Schritte von der unbewussten Inkompetenz zur unbewussten Kompetenz. Um es nachzuvollziehen, denke an etwas, das du so gut kannst, dass du dich nicht darauf konzentrieren musst, zum Beispiel Auto fahren.

In der Phase der **unbewussten Inkompetenz** können wir etwas nicht und es fällt uns gar nicht auf. Es geht uns nichts ab. Ein Zwölfjähriger hat zum Beispiel in der Regel kein Problem damit, dass er noch keinen Führerschein hat.

Dann tritt etwas in unser Leben, das wir gerne lernen würden, das ist die Phase der **bewussten Inkompetenz.** Wir bemerken, dass es da etwas gibt, was wir nicht können, genauso wie wir es als 17 Jährige nicht erwarten konnten, endlich in die Fahrschule zu dürfen.

Auch beim Erlernen neuer Verhaltensmuster ist das die Phase, in der die meisten Menschen besonders ungeduldig sind und sehr hart mit sich ins Gericht gehen. Nämlich dann, wenn sie beobachten, wie oft sie so reagieren, wie sie es eigentlich nicht mehr wollen. Sie tappen in die Falle der permanenten Selbstkritik und beschimpfen sich selbst für ihre „Unfähigkeit". Anstatt anzuerkennen, dass das in dieser Lernphase völlig normal ist und sich dafür zu loben, dass sie es erkannt haben. (Ein großer Fortschritt, denn der Großteil der Bevölkerung verharrt ein Leben lang im Sumpf seiner wenig zielführenden Eigenarten und merkt es noch nicht einmal.)

Nach der Phase der bewussten Inkompetenz kommt die **bewusste Kompetenz**, in der es mit dem neuen Verhalten zwar schon ganz gut klappt, aber nur, wenn wir uns darauf konzentrieren. Sind wir mit den Gedanken woanders, rutschen wir sofort wieder zurück in alte Gewohnheiten oder vergessen, was zu tun ist. Erinnere dich an deine ersten Fahrstunden. Wo war noch gleich die Kupplung? Erst nach und nach durch ganz viel Üben erreichen wir die **unbewusste Kompetenz**, wir können das neu Erlernte jetzt quasi im Schlaf, ganz nebenbei und nur noch selten fällt uns ein, dass das einmal ganz anders war.

Diese Phasen werden immer durchlaufen, egal um was es sich handelt. Du kannst sie nicht umgehen, also sträube dich nicht gegen sie.

Sei milde und geduldig mit dir selbst, egal was du Neues lernen möchtest.

Stell dir vor, du lernst Schifahren. Ganz schnell stellst du fest, dass das bei Weitem nicht so einfach ist, wie es bei den anderen aussieht. Ganz sicher wirst du bei deinen ersten Versuchen ein lustiges Bild abgeben, weil du noch unbeholfen bist. Du wirst dir vielleicht blöd vorkommen und vielleicht sogar einmal Kopf voraus im Schnee stecken. Aber auf den wenigen Metern, die du davor gerutscht bist, hast du gespürt, wie viel Spaß es dir machen wird, wenn du es erst besser kannst. Und natürlich weißt du, es gibt keinen anderen Weg als einfach weiter zu machen.

Bei allem, was du beginnst, behandle dich so, wie du es mit dem eigenen Kind tun würdest.
Würdest du es, wenn es zum ersten Mal auf seinem neuen Fahrrad sitzt, ununterbrochen unter Druck setzen, kritisieren und wenig sanft darauf hinweisen, dass das Nachbarskind, das vier Jahr älter ist und schon jahrelang fährt, hundertmal besser ist? Sicher nicht. Dann tu es auch nicht mit dir selbst, wenn du alte Verhaltensmuster durch neue ersetzen möchtest.

Erinnere dich auch an die Plateauphasen, bei denen man sogar das Gefühl haben kann, man sei rückwärts unterwegs. Stell dir einfach vor, dass das nur deswegen so ist, weil ein steiler Aufstieg bevorsteht. Wie beim Start in einem Flugzeug drückt es dich kurz zurück, bevor du nach vorne katapultiert wirst.

All das gilt auch für Heilungsprozesse, falls du gesundheitliche Probleme haben solltest. Bei Klienten beobachte ich immer wieder ein Phänomen, das ich auch von mir selbst sehr gut kenne.

Sie leiden jahrelang unter irgendwelchen Symptomen, dann ergreifen sie Maßnahmen, die einen Umschwung bewirken und sind vielleicht zum ersten Mal seit langer Zeit zwei Wochen völlig beschwerdefrei. Natürlich sind sie total euphorisch. Doch dann, nach zwei Wochen sind die Beschwerden wieder da. Sie sind zwar nicht so stark wie vorher und tauchen nur zeitweise auf, aber sie sind da. Das wird dann als Katastrophe gewertet und man reagiert mit Resignation, manchmal sogar Depression. *„Alles war umsonst."*

Was für ein Blödsinn. Gar nichts war umsonst. Ein über lange Zeit stagnierender, womöglich sogar schlimmer werdender Prozess wurde umgekehrt in eine Verbesserung. Das ist ein unglaublicher Erfolg. Zwar sind die Beschwerden noch nicht für immer im Nichts verschwunden, aber man ist auf einem guten Weg und muss jetzt einfach nur noch eine gewisse Zeit dran bleiben. Was will man mehr?

Auch hier ist es wieder völlig egal, worum es geht. Wenn du zu Hause täglich mit deinem Partner streitest, ihr dann beschließt etwas zu verändern und plötzlich nur noch jeden zweiten Tag streitet, dann ist das ein gewaltiger Fortschritt.

Dass es dich doppelt so sehr nervt, obwohl es nur mehr halb so oft passiert, ist nur gut. Das gibt dir den Antrieb, weiter daran zu arbeiten.

Erkenne den Erfolg, lobe dich selbst und gehe geduldig aber stetig weiter.

Entscheidungen

Wer Veränderungen umsetzt, muss Entscheidungen treffen, reden wir also gleich auch ein bisschen darüber.

Wie geht es dir, wenn du eine wichtige, womöglich lebensverändernde Entscheidung zu treffen hast? Kurz abwägen, Entscheidung treffen, durchziehen und abhaken?

Wenn ja, kann ich dich nur beglückwünschen. Bei den meisten Leuten schaut es nämlich so aus, dass das Treffen von Entscheidungen mit einer ziemlichen Dramatik verbunden ist. Das beginnt längst nicht erst bei Fragen von der Tragweite wie *„Sollen wir uns scheiden lassen oder es noch einmal probieren?“* oder *„Soll ich kündigen?“*.

Erst neulich hatte ich eine Klientin, die sich wochenlang damit gequält hat, welches Smartphone sie sich zulegen sollte und eine andere war sogar ein halbes Jahr lang damit befasst, abzuwägen, ob sie bei ihrer Hochzeit ein kurzes oder doch lieber bodenlanges Kleid tragen sollte. Leider hat das halbe Jahr nicht ausgereicht, denn aufgrund einer unbedachten Äußerung einer Cousine hadert sie heute noch mit ihrem Entschluss.

Zwar waren die Damen nicht allein wegen dieser Fragen zu mir gekommen, aber ihre Gesamtsituation hatte sehr stark damit zu tun, dass sie sich einfach schwer festlegen konnten.

Allerdings habe ich nicht das Gefühl, dass es sich hierbei um ein typisch weibliches Thema handelt, Männer hadern nur bisweilen in anderen Bereichen, also wenn es zum Beispiel um die Automarke, die Innenausstattung oder darum geht, ob die Anzeige für die Kampagne diese oder nächste Woche geschaltet werden sollte.

Und ehe jetzt ein männlicher Leser auf die Idee kommt, zu argumentieren, das wären Dinge von ganz anderer Wichtigkeit, stelle ich ganz frech zwei Behauptungen auf:

1.) Probleme mit Entscheidungen hat man oder man hat sie nicht. Ganz egal worum es sich handelt.

2.) Im Grunde genommen ist **JEDE** Entscheidung vollkommen unbedeutend.

Ja, das ist mein Ernst, das entspricht meiner vollen Überzeugung.

Ein männlicher Klient erbat meine Hilfe bei einem Problem, das von außen betrachtet sehr einfach zu lösen war, aber wenn man drinsteckt, schaut die Sache ja meistens ganz anders aus.
In seinen Zwanzigern war er viel und mit Leidenschaft Motorrad gefahren, dann hatte er es seiner Frau zuliebe zurückgestellt und sich mit ihr anderen Freizeitbeschäftigungen gewidmet.
Bei der Scheidung vor einigen Jahren war er aufgrund finanzieller Schwierigkeiten schließlich gezwungen gewesen, sein Motorrad zu verkaufen. Mittlerweile hatte er sich aber wieder eine größere Summe angespart und in der Zeitung „zufällig“ eine Maschine entdeckt, die sein Herz sofort höher schlagen ließ. Eigentlich ein klarer Fall.

Allerdings hatte er schon als Kind Schwierigkeiten gehabt, sich Dinge zu kaufen, für die er gespart hatte, weil er das mühevoll angesammelte Geld nicht mehr loslassen wollte. Gerade jetzt, nach der Erfahrung der Trennung und der damit verbundenen Geldnot, wollte er sein Sicherheitspolster nicht einfach wieder hergeben. Auch verständlich, oder?

Aus irgendeinem unerfindlichen Grund sind fast alle Menschen, die ich kenne, der Meinung, es gäbe im Fall einer zu treffenden Entscheidung die beiden Alternativen A und B (in seltenen Fällen vielleicht auch noch C) und eine davon sei die Richtige. Welche, wüsste man aber leider immer erst hinterher.

Doch das ist eine Illusion.
Stattdessen ist es so, dass es bei jeglicher Art von Entschluss immer mindestens vier Möglichkeiten gibt, zwischen denen man wählen kann.

Man kann etwas entweder tun oder man kann es nicht tun. Das sind schon einmal zwei Möglichkeiten.

Weiters kann man sich mit beiden Fällen dann jeweils gut fühlen oder schlecht. Macht also vier Möglichkeiten.

Noch einmal in aller Deutlichkeit:

A) Ich tue es und fühle mich gut.
B) Ich tue es und fühle mich schlecht.
C) Ich tue es nicht und fühle mich gut.
D) Ich tue es nicht und fühle mich schlecht.

Gehen wir zurück zum obigen Beispiel mit dem Motorrad. Mein Klient – nennen wir ihn Gerhard – könnte es sich kaufen und es in vollen Zügen genießen. Er hätte Freude an der Maschine, an den wunderbaren Ausflügen, die er damit machen könnte, und damit, dass er sich selbst nach schwierigen Zeiten wieder etwas geleistet hätte. Dadurch, dass er nach vielen Jahren endlich wieder einem geliebten Hobby nachgehen würde, würde er sich wieder jung fühlen und längst vergessene Kräfte würden in ihm erwachen, von denen er auch in anderen Lebensbereichen profitieren würde. Er würde vielleicht neue Freunde finden, vielleicht eine neue Partnerin kennen lernen und den Kontakt zu alten Kumpels wieder auffrischen. Geldsorgen bräuchte er nicht zu haben, denn im Falle eines Falles könnte er das Motorrad ja wieder verkaufen. So weit würde es aber sicher nicht kommen, denn die vertrauensvolle Ausgabe in Verbindung mit seiner positiven Einstellung hätte wahrscheinlich schon sehr bald zur Folge, dass das Geld auf unerwarteten Wegen beginnen würde, zu ihm zurück zu fließen und ihm sein Sicherheitspolster wieder aufzufüllen.

Springen wir gleich zu Möglichkeit C, mit der es ihm genauso gut gehen würde. Er könnte sich weiterhin an seinem gesparten Geld erfreuen, sich im Alltag mehr leisten oder aber auf ein Ziel hin sparen, das ihm noch viel mehr Freude machen würde als ein Motorrad. Zum Beispiel eine wirklich große Reise, ein Auto oder eine Wohnung. Er würde sich sagen: „Vorfreude ist die schönste Freude“, und dabei würde er jeden Tag die Sicherheit genießen, die ihm der größere Betrag auf seinem Konto gewährte. Das Motorrad würde in der Zwischenzeit nicht davonlaufen. Jederzeit könnte er sich ein anderes kaufen, wenn er seine Meinung ändern sollte. Es gäbe also nichts zu verlieren.

Variante B würde in etwa so aussehen, dass er sich trotz der vorhandenen Zweifel zum Kauf durchringen würde, doch anschließend kämen die Gewissensbisse.
Hätte er nicht lieber vernünftig sein sollen? Schließlich war er ja kein kleiner Junge mehr und so ein „Spielzeug“ macht doch ohnehin meist nur kurzfristig Spaß und steht dann bis auf zwei Tage im Jahr

nutzlos herum. Ach, und was sollte er nur tun, wenn jetzt irgendeine Reparatur in der Wohnung fällig würde? Womöglich würde er eine Waschmaschine brauchen, seine war eh schon so alt. So was Blödes aber auch, wann würde er endlich dazu lernen? Es war noch gar nicht lange her, dass es ihm so schlecht gegangen war und kaum geht es ihm besser, bringt er sich schon wieder in so eine brenzlige Lage.
Mit dieser Haltung und der ständigen Angst wäre das tatsächliche Eintreten eines Notfalles, für den er das Geld benötigen würde, absehbar.

Schließlich fehlt uns noch Alternative D, die auf den ersten Blick ganz anders ausschaut, aber doch dasselbe in Grün ist.
Der Kauf unterbleibt und trotzdem wird gehadert. Das Gedankenkarussell in Gerhards Kopf würde sich in etwa so anhören: *„Ich habe immer noch das gleiche Problem wie als kleiner Junge! Ich bin einfach zu geizig und warum muss ich mir immer in die Hosen machen, dass etwas passieren könnte? Was soll ich mit dem ganzen Geld, wenn ich mir ja doch nie was leiste? Es ist wirklich immer das Gleiche mit mir. So schön wär´s gewesen, mal wieder Motorrad zu fahren. Ich bin eben ein hoffnungsloser Fall."*

Wenn du dich jetzt in Gerhards Situation versetzt, was meinst du? Ist es richtig, das Motorrad zu kaufen oder es bleiben zu lassen? Mit welcher Entscheidung wird er wirklich glücklich sein? Wozu würdest du tendieren? A, B, C oder D?

Nachdem ich Gerhard ein bisschen kenne, weiß ich, dass es B oder D sein wird. Und damit ist er nicht alleine. Früher hätte ich auch so gewählt und den meisten anderen Menschen geht es ebenso. Sie glauben fest, dass es wirklich wichtig wäre, wozu sie sich entschließen, nur um dann genau die Wahl, die sie getroffen haben, in Frage zu stellen, weil es die Falsche war. Dabei wäre es ihnen mit der zweiten Möglichkeit ganz genauso schlecht gegangen.

Es gibt Persönlichkeiten, die positiv eingestellt sind, aus jeder Situation das Beste machen und eine einmal eingeschlagene Richtung entweder ohne Wenn und Aber verfolgen, oder zu korrigieren. Für sie kommt nur A oder C in Frage und was sie auch nehmen, sie werden zufrieden sein. Weil es ihrem Naturell entspricht, nicht weil sie zufällig erraten haben, was gut ist.

Auch für Charaktere wie Gerhard gibt es keine gute oder schlechte Wahl. Sie werden immer mit sich hadern, glauben, einen Fehler gemacht zu haben und nur Nachteile finden. Selbst wenn lang gehegte Träume für sie endlich in Erfüllung gegangen sind, können sie nur sehr kurzfristig Befriedigung daraus schöpfen. Dann stellt sich der gewohnheitsmäßige Missmut von ganz alleine wieder ein. Sie haben das Gefühl, das Schicksal wäre gegen sie, weil sie immer in Schwierigkeiten kommen, egal ob sie aus dem Verstand oder aus dem Herz heraus entscheiden.

Ich weiß das so genau, weil ich auch einmal zu ihnen gehörte. Ich buchte sündteure Fernreisen, um mir am Zielort zu wünschen, dass ich zu Hause geblieben wäre, weil es dort so Vieles gab, das mich störte und mich viele Ängste plagten. Ich überhäufte mich selbst mit Arbeit und Unternehmungen, um meine Krankheit zu verdrängen und stellte dann – welch Überraschung – fest, dass mir alles zu viel war und dass ich mich eigentlich schonen sollte. Drei ganze Jahre lang litt ich schwer unter meiner Scheidung, obwohl ich in jedem Moment wusste, dass ich ohne die Scheidung genauso gelitten hätte. Wenn nicht unter meiner Ehe, dann aber in jedem Fall darunter, dass ich mich nicht getraut hatte, mich scheiden zu lassen. Irgendetwas wäre mir bestimmt eingefallen, um mich zu zermürben.

Man könnte unzählige Beispiele für zu treffende Entscheidungen finden, es läuft immer auf das Gleiche hinaus.
Dieser Urlaubsort oder ein anderer?
Der Job in dieser Firma oder doch lieber in jener?
Noch ein Kind oder Abschluss der Familienplanung?
Dachgeschoßwohnung oder lieber Doppelhaushälfte?

Die einen werden mit beiden Varianten glücklich, und für die anderen kann es so perfekt gar nicht sein, dass sie sich mit ihrer Wahl wirklich wohl fühlen würden.

Es gibt keine falsche Entscheidung, es gibt nur die falsche Einstellung. Alles andere ist pure Illusion.

Welcher Typ bist du? Der A/C Typ oder doch eher B/D? Wie sieht es mit den Menschen in deinem Umfeld aus?

Wie viele Menschen kennst du, die eine Beziehung führen und dabei ständig nur die Fehler des anderen suchen, anstatt zu erkennen, welche Möglichkeiten sich ihnen bieten? Wie viele, die in einem Job verharren, weil sie solche Angst haben, sie könnten die Kündigung ewig bereuen?

Es ist sehr aufschlussreich, sich selbst und andere dabei zu beobachten, wie oft Weg B oder D eingeschlagen wird.

Und ist es nicht eine wirklich gute Nachricht, dass die Alternativen, die dich so unglücklich machen, genau die selben sind wie die, die dich zum glücklichsten Menschen der Welt machen können?

Du hast es in der Hand und bist vollkommen unabhängig von äußeren Bedingungen.

All das soll nicht heißen, dass jede Wahl endgültig sein muss. Natürlich kann man sich jederzeit umentscheiden, warum auch nicht? Dass es keine falsche Entscheidung gibt, bedeutet im Umkehrschluss, dass es auch die einzig richtige nicht gibt.

Es kann bereichernd sein, verschiedene Dinge auszuprobieren. Manchmal kann eine Veränderung im Außen es erleichtern, einen inneren Schritt zu gehen, manchmal ist es heilsam zu erfahren, dass eine bestimmte Sache auch nicht das absolute Glück bringt, um sie abzuhaken.

Es spricht überhaupt nichts gegen klare Entschlüsse jeglicher Art, ich möchte dich lediglich einladen, in diesem Zusammenhang auf Dramatik bestmöglich zu verzichten, weil im Endeffekt alles richtig sein kann. Jeder sogenannte Fehler ist ein Schritt in eine gute Richtung, bei dem man eine Menge lernen kann.

Hierzu kann ich wieder ein Beispiel aus meinem eigenen Leben geben: Nach meiner Scheidung habe ich mich für einen „falschen" Mann entschieden, also einen Mann, mit dem ich nur sehr kurzfristig glücklich war und auch das nur auf eingeschränkte Art und Weise. Man könnte sagen, ich habe mich getäuscht. Doch er hat mich unglaublich viel gelehrt. Durch ihn wurde mir so richtig klar, was ich überhaupt nicht wollte. Während ich schon in meiner Pubertät immer dazu tendiert hatte, aus Angst vor dem Alleinsein in schlechten Beziehungen zu verharren, brachte er mich dazu, diese Panik endgültig zu überwinden. Durch ihn habe ich mich auf mich selbst besonnen und viele Kräfte aktiviert, von denen ich nicht wusste, dass ich sie habe. Nachdem ich ihn vor die Tür gesetzt hatte, obwohl ich nicht wusste, wie ich die Miete bezahlen sollte, war ich das erste Mal in meinem Leben wirklich auf mich allein gestellt und fand es wunderbar. Ich bin ihm dankbar, denn ich profitierte immens aus diesem kurzen Verhältnis, wenn auch auf ganz andere Art, als ich es mir vorgestellt hatte. Für irgendetwas ist es immer gut.

Nur Achtung, es gibt einen feinen Unterschied zwischen Entscheidung korrigieren und immer davon laufen, wenn es unbequem wird. Hier kann vielleicht wieder die bewährte Wippe helfen. Jemand, der schnell zur Flucht neigt, wird eher lernen müssen, sich auch mal durchzubeißen. Ganz viele Leute neigen aber dazu, wie paralysiert zu verharren, um nur ja nichts zu verändern. Hier gilt es, flexibler zu werden und den einen oder anderen Entschluss trotz Unsicherheiten einfach zu fällen.

Wenn du also spürst, dass es an der Zeit ist, aktiv zu werden, nimm zuerst die Schwere raus, indem du dir bewusst machst, dass es die eine einzig wahre Lösung nicht gibt. Dann fühl dich kurz ein, hör auf dein Herz und entscheide.

Das Herz führt dich in der Regel zuverlässiger als der Verstand, manchmal kann es allerdings schwierig sein, die beiden Stimmen in dir auseinander zu halten.

Kennst du den Spruch: *„Der Weg des Herzens ist der leichte Weg. Der Weg der puren Freude"*?

Diese Meinung teile ich nicht.

Ich glaube vielmehr, dass der Weg der Herzens ganz, ganz oft mit Angst verbunden ist. Unser Herz will, dass wir über uns hinaus wachsen. Es will uns aus unserer Komfortzone hinaus führen, das geht nicht ohne Angst. Der Himmel liegt hinter der Hölle. Um den Weg unseres Herzens zu gehen, müssen wir oft die Hölle unserer größten Angst durchqueren.

Wenn der Verstand wild dagegen argumentiert, uns die bloße Vorstellung schon den Schweiß auf die Stirn treibt und da trotzdem noch etwas in uns ist, das einfach in diese Richtung will, dann ist das das Herz. Unser Herz ist unglaublich mutig.

Aber auch, wenn du dir nicht hundert prozentig sicher bist – das ist man fast nie – geh trotzdem los. In vielen Situationen ist es einfach nur wichtig, einmal in eine Richtung loszumarschieren, anstatt vor der Startlinie abzuwarten. Davon wirst du nicht schlauer. Wenn da etwas in dir sagt: *„Ich weiß aber gar nicht, wie es geht….“*, macht nichts, egal. Bevor du damit angefangen hast, kannst du es gar nicht wissen.

Wenn ich nicht raus kann, gehe ich rein.

Ich habe schon erzählt, dass ich längere Zeit mit gesundheitlichen Beeinträchtigungen leben musste, die mir sehr große Angst machten. Auf diese Angst reagierte ich ganz automatisch so, wie wir Menschen eigentlich auf alle Arten von Problemen reagieren, nämlich mit Ablehnung und versuchter Unterdrückung.
Das erschien mir das einzig Logische zu sein, denn schließlich wollte ich die Angst ja nicht haben. Es dauerte immerhin 13 Jahre bis ich es in Erwägung zog, an dieser Strategie etwas zu verändern.

Wie bereits weiter vorne erwähnt, ist es leider typisch menschlich, den Weg, der nicht ans gewünschte Ziel führt, noch einmal, noch einmal und vielleicht noch weitere hundert Male zu gehen. Mit jedem Mal ein wenig verbissener und immer wieder verblüfft darüber, dass die genau gleiche eingeschlagene Richtung auch dieses Mal nicht an ein anderes Ziel geführt hat.

Dass ich es selbst schließlich doch einmal auf andere Art probierte, war keinesfalls auf einen Geistesblitz, sondern einzig und allein auf meine enorme Verzweiflung zurück zu führen.

Ich hatte einfach keine Kraft mehr. Für nichts. Nach mehr als einem Jahrzehnt in fast ständiger Todesangst konnte ich nicht mehr. Nie werde ich vergessen, wie ich damals da lag – zum wahrscheinlich 100 000. Mal mit diesen unbeschreiblichen Herzrhythmusstörungen und der damit verbundenen Panik, die ich schon so gut kannte und mit der ich immer noch nicht umgehen konnte. Immer und immer wieder drohte sie, mich einfach umzubringen und ich hatte ihr nichts mehr entgegen zu setzen.

„Du verdammte Scheißangst", sagte ich zu ihr *„soll ich dir was sagen? Es ist mir total egal, wenn du mich tötest. Mach es einfach, nur zu. Friss mich auf! Auf dieses Drecksleben kann ich sowieso verzichten."*

Entschuldige bitte meine unfeine Ausdrucksweise, aber so war es, ich war echt wütend.

Ich stellte mir ein schwarzes Loch vor, das sich unter mir ausbreitete, immer größer wurde und nach oben stieg. Anstatt zu warten, bis es mich erreichte, stürzte ich mich kopfüber hinein, fiel ins Bodenlose, dehnte mich aus im Schwarz und wartete auf den Tod. Ich rechnete mit dem Schlimmsten, aber ich konnte und ich wollte es nicht länger verhindern. Es sollte endlich vorbei sein.

Nur wenige Augenblicke später registrierte ich, dass mir nichts passierte. Ganz im Gegenteil, ich fühlte mich geborgen in meinem schwarzen Loch und gleichzeitig so befreit. Befreit, weil ich die Kontrolle aufgegeben hatte und nicht mehr kämpfen musste. Und weil ich nicht kämpfte, konnte ich auch nicht verlieren und würde mich anschließend nicht für mein Versagen hassen müssen. Auf einmal kam Freude in mir auf. Ich konnte es selbst kaum glauben. Ich genoss meine Angst, was war ich für ein Held. Es war einfach toll.

Viel schneller als mir lieb war, löste sich mein Zustand auf. Die Angst verschwand und schickte mich zurück in mein normales Tagesbewusstsein. Oder sagen wir besser: fast normales Tagesbewusstsein, denn ich war wie vom Donner gerührt.

Mein größtes Problem hatte sich von einer Sekunde auf die andere einfach in Luft aufgelöst, weil ich es genießen konnte. Der nächste Anfall war auf einmal kein Schreckgespenst mehr, sondern ich konnte ihn nicht erwarten. Schließlich wollte ich sofort ausprobieren, ob es wieder so werden würde, womöglich sogar noch besser.

Auch wenn ich heute nach vielen Jahren auf diesen Moment zurückschaue, glaube ich immer noch, dass er einer der glücklichsten und wertvollsten meines Lebens war. Ich hatte einen ganz wichtigen Problem-Schlüssel gefunden, das Annehmen. Und auch wenn es beim ersten Mal noch ein sehr trotziges Annehmen war, so erfüllte es trotzdem seinen Zweck.

Ich hatte zwar schon gehört, dass man mit Kampf eine Sache oft noch schlimmer macht, weil man ihr so eine große Wichtigkeit und so viel Energie in Form von Aufmerksamkeit schenkt, aber es war mir nicht gelungen, dieses theoretische Wissen in die Praxis umzusetzen. Es schien da einen Teil des Verstandes zu geben, der felsenfest davon überzeugt war, dass man etwas, das man akzeptiert hat, nie wieder loswird. Mir erschien die Akzeptanz meiner Angst – jedenfalls bis zum oben beschriebenen Moment – absolut undenkbar. Der wiederholte Ratschlag von spirituellen Kollegen: *„Nimm die Angst doch einfach liebevoll an"*,hörte sich in meinen Ohren fast schon zynisch an und ich quittierte ihn mit dem Gedanken: *„Ja, ja, rede du nur, du hast ja keine Ahnung."*

Weil ich weiß, dass Annehmen wirklich die Lösung ist und ich gleichzeitig auch erfahren habe, dass man in manchen Momenten des Lebens mit super-erleuchteten Licht-und-Liebe-Ratschlägen einfach nichts anfangen kann, möchte ich versuchen, dir das Ganze im Sinne einer leichteren praktischen Anwendung anders aufzubereiten. Vorab möchte ich dich daran erinnern, dass es absurd ist, gegen etwas, das nun mal so ist, anzukämpfen.

Wie sagte Byron Katie so schön?

„Sie können gegen das Universum kämpfen, doch Sie werden verlieren. Aber nur jedes Mal."

Da hat die Gute leider Recht.

Und dann ist es ja auch so, dass alles, was in deinem Leben auftaucht, sinnvoll für dich ist, auch wenn du den Sinn gerade nicht erkennen kannst. Wenn man davon ausgeht, dass in der unangenehmen Lage eine Lektion für dich enthalten ist, die jetzt auf deinem Stundenplan steht, dann stelle dich besser dem Ganzen. Das muss keineswegs in einer liebevollen Haltung geschehen, von der du, wenn´s drauf ankommt, wahrscheinlich ohnehin meilenweit entfernt bist. Du darfst ruhig wütend oder trotzig sein.

Wenn ich zum Beispiel in irgendeinem Drama zu versinken drohe, ist der klassische Ablauf der: Zunächst einmal merke ich nicht, was da läuft, denn mein Verstand versorgt mich mit spitzenmäßigen Argumenten, warum ich gerade voll im Recht bin und es vollkommen natürlich ist, dass ich so emotional reagiere. Irgendwann (je nach Verfassung und Anlass kann das sekunden-, minuten-, stunden-, in ganz seltenen Fällen immer noch manchmal tagelang dauern) fällt mir dann auf, dass es mir mit meinen sich wiederholenden Gedanken und den dazugehörigen Gefühlen gar nicht gut geht und es entsteht der Wunsch in mir, damit aufzuhören. Ich versuche, die Gedanken also zu unterdrücken bzw. durch positive zu ersetzen und stelle – wieder nach einer variablen Zeitspanne – fest, dass das nicht funktioniert. (Als ob ich´s nicht vorher gewusst hätte.) Egal was für ein Gefühl vorher in mir vorgeherrscht hat, spätestens jetzt kommt auch noch die Wut dazu, nämlich die auf mich selbst, weil ich wider all mein Wissen automatisiert falsch reagiert habe.

Und dann beginne ich mich langsam zu erinnern. Was sagst du den anderen immer? Ok, raus aus der Opferhaltung, was kann ich tun? Wenn mein Selbstmitleid wirklich stark ist, ist das Gescheiteste, ihm erstmal Raum zu geben. Ich schaue auf die Uhr, stelle beispielsweise fest, es ist 14.30 Uhr und vereinbare mit mir selbst, dass ich mich bis 14.45 Uhr meinem Drama voll hingeben darf. Ich lege jede Tätigkeit nieder, verziehe mich auf die Coach in meiner Praxis und gestatte mir 15 Minuten lang, mich auf jede erdenkliche Art zu bemitleiden. Ich schimpfe laut oder leise, verwünsche, heule, schreie, beiße oder boxe in ein Kissen, raufe mir die Haare und stampfe mit den Füssen.

Im Zuge solcher Aktionen kommt dann auch so ein bisschen die Schauspielerin in mir durch und ich versuche bewusst, mich besonders theatralisch aufzuführen.

Mit dem Ergebnis, dass ich mich spätestens bis 14.40 Uhr voll verausgabt habe, mich halb tot lache oder aber mich ein wenig vor mir selbst geniere, weil ich mich so kindisch aufführe und mir denke: „So, jetzt ist aber genug, jetzt machen wir wieder etwas Sinnvolles", was im Anschluss in 99 Prozent der Fälle dann auch klappt.

Ich kann das nur empfehlen, denn mir geht es schon in dem Moment viel, viel besser, in dem ich für mich beschließe, dass die vorherrschende Stimmung nun einfach sein darf und ich ihr einen Zeitrahmen einräume.

Das ist auch sehr leicht erklärbar. Wie oben schon erwähnt, höre ich auf zu kämpfen und kann dadurch nicht mehr verlieren. Ganz viel Druck fällt dadurch ab. Ich bin keine Versagerin mehr, weil ich so ein „niedriges" Gefühl habe, sondern ich bin vollkommen okay. Das darf so sein.

Der zweite wichtige Punkt ist mal wieder, ich bin nicht mehr das Opfer. Gerade noch war ich meiner Laune hilflos ausgeliefert und jetzt habe ich das Ruder wieder in der Hand, weil ich mich dazu entschlossen habe, mich hinein zu begeben. Ich spiele wieder mit und gebe vor, was in meinem System passiert.

Nicht zuletzt wird auch das Adrenalin abgebaut, das sich angestaut hat.

Wir Menschen vergessen ganz oft, dass Gefühle auch Auswirkungen auf unseren Körper haben und dass es sehr hilfreich sein kann, den Körper in Aufarbeitungsprozesse miteinzubeziehen. Das hört sich jetzt kompliziert an, ist es aber nicht. Als Tierärztin habe ich ganz viel von den Tieren gelernt. Wildtiere erholen sich erstaunlich schnell, auch wenn sie zu Tode erschreckt wurden, weil sie als automatisierte Reaktion laufen. Sie schlagen damit zwei Fliegen mit einer Klappe. Erstens entfernen sie sich von der Gefahrenquelle und zweitens bauen sie ihre Stresshormone sofort wieder ab. Wir dagegen stehen oft unter psychischem Stress und bewegen uns viel zu wenig, als dass die entsprechenden Hormone wieder verbraucht werden würden, was sich auf Dauer nachhaltig auswirkt.

Auch hierzu kann ich dir eine interessante Lektüre empfehlen, das Buch „Trauma-Heilung“ von Peter A. Levine. Er beschreibt darin unter anderem das Beispiel von einer Gruppe Menschen, die verschüttet worden ist. In der Langzeitbeobachtung stellte sich heraus, dass diejenigen Betroffenen, die körperlich und psychisch dazu in der Lage waren, aktiv mit der Situation umzugehen und gegraben haben, deutlich weniger unter den Trauma-Folgen zu leiden hatten, als die, die nur auf Rettung warten konnten.

Mein Hund schüttelt sich zum Beispiel, wenn ich ihn geschimpft habe oder wenn er von einem anderen Hund angeknurrt wird. Auch das hat sicher etwas damit zu tun.

Zum Thema „Rein statt Raus“ möchte ich noch zwei Klienten-Beispiele erzählen.

Besonders schwer beeindruckt hat mich ein 18 jähriger Junge, der zu mir gebracht worden war, weil er nach längeren schweren Depressionen in Verbindung mit Panikattacken schließlich sogar einen Selbstmordversuch unternommen hatte. Als ich ihn das erste Mal sah, tat es mir richtig weh, wie wenig Leben in ihm war. Er konnte sich kaum auf den Beinen halten und sprach nur das Nötigste, langsam und leise. Weil ihn auch das Zuhören zu schwächen schien, verzichtete ich vollständig auf das Coaching-Gespräch, half ihm stattdessen nur auf die Behandlungsliege und übermittelte ihm mit meinen Berührungen Energie und Liebe.

Als er eine Woche später wieder kam, ging er die Treppe zu meiner Praxis zügig hinauf, setzte sich aufrecht auf den Sessel und überraschte mich mit der Bemerkung:
„Ich habe geübt, meine Panikattacken absichtlich herbeizuführen.“

Ich war total geplättet. Sein Zustand war völlig verändert, er hatte beschlossen, sich seinen Symptomen nicht mehr einfach nur leidend hinzugeben, sondern ihnen aktiv zu begegnen und war dabei so ganz nebenbei auf eines meiner größten Geheimnisse gekommen, ganz ohne dass ich es ihm gesagt hatte: „Wenn ich nicht raus kann, geh ich rein.“

Fast war ich ein wenig neidisch auf ihn, ich hatte Jahre gebraucht, um dahinter zu kommen und er hatte es in nur einer Woche geschafft.

Als aktiver Schöpfer statt als Opfer seiner Panik konnte er ihr auf Augenhöhe begegnen und tauschte dabei im Handumdrehen einen Großteil seiner Angst gegen eine gehörige Portion Selbstbewusstsein.

Ich bat ihn, mir ein bisschen mehr darüber zu erzählen, wie er die Sachen angegangen war und während er berichtete, konnte ich den Forscherdrang spüren, der ihn angetrieben hatte und den ich auch von mir selber kenne, wenn ich mich voller Neugierde in ein neues Themengebiet stürze.

Kennst du dieses Gefühl?

Ich spüre so ein Prickeln, wenn ich noch nicht weiß, was bei einer Sache herauskommen wird und ich mich vielleicht sogar ein bisschen fürchte. Aber da sind diese unwiderstehliche Anziehungskraft und das Wissen, dass ich es einfach ausprobieren muss, weil ich es sonst ewig bereuen werde.

Man kann es ganz gut mit frischem Verliebtsein vergleichen. Auch da bewegt man sich auf unbekanntem Terrain, das erforscht werden will und das Neue ist gleichermaßen aufregend wie anziehend.

Ich kann dir nur raten, dich möglichst oft zu verlieben. In dich selbst bzw. in das Leben, ganz einfach in dem du dich immer wieder neuen Herausforderungen stellst und neue Seiten an dir entdeckst. Auch das ist eine Art bewusstes Hineingehen, nämlich in die uns allen innewohnende Angst vor der Veränderung. Das befreit ungemein.

Ein weiterer Klient, dem ich das „Rein statt Raus“ empfohlen habe, war ebenfalls ein junger Mann, etwa Mitte 30, dem es kolossal auf die Nerven ging, dass er seit etlichen Jahren mit seiner Mutter immer wieder den gleichen Streit über ein heikles Thema hatte, obwohl sie sich ansonsten wunderbar verstanden. Er war sehr harmoniebedürftig und es bereitete ihm körperliche Schmerzen, streiten zu müssen. Im Umgang mit seiner Mutter war er schon verkrampft geworden und glaubte, sich ununterbrochen darauf konzentrieren zu müssen, nur ja nichts Verfängliches zu sagen. Natürlich gelang es ihm nicht. Oft reichte ein Blick zwischen den beiden, die Stimmung kippte von einem Moment zum nächsten und es ging schon wieder los.

„Was soll ich nur tun, ich habe wirklich alles probiert“, stöhnte er.

Nur so nebenbei, **alles** hat man nie probiert. Es gibt immer noch mindestens 7 638 Lösungsmöglichkeiten, an die man nicht mal im Traum denken würde. Verzweiflung ist also rein objektiv niemals angebracht.

Ich riet ihm Folgendes:

„Es steht ganz offensichtlich auf Ihrem Stundenplan, sich mit Ihrer Mutter über dieses Thema zu streiten. Also sträuben Sie sich nicht länger dagegen, sondern machen Sie es einfach. Schreiben Sie es rot in Ihren Terminkalender: Mo, 18.30 Uhr, mit Mutter streiten. Dann fahren Sie hin, treten ihr offen gegenüber und sagen: „Komm, Mama, lass uns noch einmal darüber streiten“.“

Erst schaute er mich an, als hätte ich nicht alle Tassen im Schrank, doch dann grinste er und meinte:

„Das ist gut.“

Es funktionierte, also es funktionierte nicht. Seine Mutter reagierte darauf, indem sie nur sagte: *„Keine Lust“,* und das Thema war gegessen. Auf meinen Klienten wirkte sich das Ganze nachhaltig aus. Als ich ihn fragte, wie er sich verhalten würde, wenn der Streit noch einmal ausbrechen sollte, antwortete er:

„Keine Ahnung, dann streiten wir halt.“

Ich habe ihn danach nie wieder gesehen, aber ich denke, dass er erkannt hatte, dass es sinnlos ist und nach hinten losgeht, Streit unbedingt vermeiden zu wollen.

Denk zurück an die Polaritätswippe. Wer sich aus der Mitte entfernt und sich ganz nah am Brettrand befindet, weil er Harmonie sucht und den Konflikt verurteilt, der begibt sich in höchste Gefahr, dass das Brett plötzlich und unerwartet auf die vernachlässigte Seite kippt.

Oder denk an deine ersten Erfahrungen mit der Liebe. Ging es dir so wie mir? Der Junge, den ich wollte, wollte nie etwas von mir wissen, dafür waren immer Typen in mich verliebt, die ich einfach nur schrecklich fand.

Schon damals hätte mir ein Licht aufgehen können, dass es im Leben ganz oft so ist, dass einen das, was man vermeiden will, verfolgt und das, was man unbedingt will, flieht so lange, bis es einem egal geworden ist, ob man es bekommt.

Bei einem meiner größten Vorbilder, Rüdiger Dahlke, habe ich den Satz gelesen:
„Nicht meiden, sondern erlösen durch Erleben.“

In diesem Sinne: dann mal los!!

Sich über die Materie helfen

Manchmal ist es so, dass all die guten Tipps und alles geistige Arbeiten nicht helfen. Das Drama im Kopf will einfach nicht verschwinden oder verzieht sich immer nur für eine bestimmte Zeit, um dann in genau der gleichen Intensität wieder zurück zu kehren. Wenn ich merke, dass ich mich an etwas echt festgebissen habe und einfach nicht loslassen kann, verlagere ich das Loslassen von der geistigen auf die materielle Ebene. Wie das geht? Ganz einfach, ich entgifte meinen Körper.

In meinem ersten Buch habe ich schon darüber geschrieben, dass ich unter anderem durch gründliches Entgiften meines Körpers wieder ganz gesund geworden bin. Dabei habe ich feststellen dürfen, was für unglaubliche Auswirkungen das nicht nur auf meinen Körper, sondern auch auf meine Seele hatte.

Nachdem ich nun schon im zehnten Jahr Menschen dabei unterstützen darf, über sich selbst hinaus zu wachsen, weiß ich, dass ich kein Einzelfall war, sondern dass man damit wahre Wunder bewirken kann. Ich hatte schon Klienten, die nach jahrelanger Psychotherapie immer noch auf der Stelle traten, sich nach einer Darmreinigung dann aber wie neu geboren fühlten und völlig neu durchstarteten.

Ich erkläre mir das so, dass an die alten Schlackenstoffe, die seit ewigen Zeiten im Darm und im Bindegewebe lagern, auch die Energie der Zeit gebunden ist, in der sie eingespeichert wurden. Wenn man bedenkt, dass gerade im blinden Ende des Dickdarms bei so Manchem noch Kotsteine aus der Kindheit liegen können, kann man sich gut vorstellen, wie erleichternd es für das gesamte System sein kann, diese einmal auszuschwemmen.

Ein weiterer Effekt von Entgiftungsmaßnahmen ist die ausgleichende Wirkung auf den Säure-Basen-Haushalt, der in der heutigen Zeit mit Belastungen wie Dauerstress und ungesunden Ernährungsgewohnheiten oft in Richtung Übersäuerung verschoben ist.

Unsere Nervenzellen sind ihrer Funktion gemäß ganz besonders empfindliche Zellen und reagieren bei Übersäuerung dauergereizt. Deswegen ist es auch kein Zufall, dass nervale Störungen wie Panikattacken, Depressionen, Zwangsgedanken, Hyperaktivität etc. immer mehr zunehmen.

Ist der pH Wert jedoch im optimalen Bereich, geht es unseren Nervenzellen gut und wir sind ruhig und gelassen.

Wenn ich zum Beispiel einen sehr anstrengenden Tag habe, nutze ich meine Pausen dazu, basische Fußbäder zu nehmen. Das erfrischt mich und holt mich gleichzeitig runter.

Wie geht es nun aber, sich selbst zu entgiften und den pH-Wert auszugleichen? In diesem Buch möchte ich nicht allzu genau darauf eingehen. Ich kann dir hierzu das Buch des deutschen Entgiftungspapstes Peter Jentschura empfehlen oder das von Bernadette Ensfellner. (Heilkunde der inneren Körperreinigung: Unsere Lebensuhr läuft.).

Ich selbst halte Entgiftungsvorträge in ganz Österreich, Bayern und Südtirol. Vielleicht schaust du einfach mal auf meiner Website vorbei, die du ganz vorne im Buch findest oder fragst persönlich bei mir nach.

Ich empfehle jedenfalls in erster Linie die Darmreinigung mittels Wassereinläufen und basische Anwendungen wie Voll- oder Fußbäder sowie Körperwickel. Diese Methoden sind so einfach, dass sie jeder problemlos alleine zu Hause anwenden kann, nebenwirkungsfrei und wenig kostenintensiv. Das Wichtigste ist mir aber, dass sie wirklich bei der Ausscheidung ansetzen, also beim Loslassen. Es ist mir vollkommen bewusst, dass die meisten Menschen viel lieber super gute Kapseln schlucken, als sich einen Einlauf zu machen, aber das wirkt sich meiner Erfahrung nach bei weitem nicht so aus.

Es tut gut, aktiv zu werden, wenn es einem nicht gut geht, und es stärkt ungemein das Selbstbewusstsein, wenn man sich selbst helfen kann. Umso besser, wenn man dazu noch etwas tut, was man vorher noch nie getan hat, denn auch die Begegnung mit neuen Wegen und Lösungen belebt immens.

Über innere Schweinehunde haben wir ja auch schon gesprochen. Je größer er ist, umso befreiender wirkt es sich aus, ihn hinaus zu werfen.

Irgendwie kann ich dich jetzt richtig vor mir sehen, wie du da sitzt und noch nicht ganz nachvollziehen kannst, was Entgiftung mit innerem Drama zu tun haben soll.

Ich kann dich einfach nur einladen, es einmal auszuprobieren. Egal ob du unglaublich wütend, ängstlich, gestresst oder traurig bist. Mach dir einen Einlauf oder zumindest ein ausgiebiges basisches Vollbad und schau was passiert. Das besonders Geniale ist nämlich: es wirkt sofort.

So effektiv praktische Übungen oder mentale Techniken auch sein mögen, es gibt einfach Situationen, da gelingt Geist und Seele das Loslassen nicht.

Macht aber der Körper es vor, folgen Geist und Seele nach, weil alle drei so eng miteinander verbunden sind.

Für mich war es in meiner Krankheit wirklich lebensverändernd, als ich plötzlich ein Werkzeug in der Hand hatte, das mir immer half, wenn es mir körperlich schlecht ging, ich in Emotionen zu ertrinken drohte oder mir zu einem Problem keine Lösung einfallen wollte.

Kann es wirklich so einfach sein?

Ja, das kann es. Die wirklich guten Lösungen sind einfach.

Wie gesagt, probiere es einfach aus. Du kannst nichts falsch machen und nichts verlieren. Danach wirst du dann wie alle meine Klienten, die gewagt haben es auszuprobieren, wahrscheinlich sagen: *„Hätte ich das doch schon früher gewusst."*

Es gibt noch ein paar andere wertvolle Tricks, wie du mit Hilfe deines Körpers deine Emotionen umwandeln kannst.

Verändere als erstes deine Körperhaltung.

Wenn du wütend bist, hast du vielleicht die Arme schützend vor der Brust verschränkt oder die Hände seitlich in die Taille gestemmt. Mach dich wieder auf und lockere deine Glieder, damit die dich umgebende Lebensenergie wieder in dich hinein fließen kann. Wenn dein Körper deinem Geist signalisiert, dass ihr euch verteidigen müsst, steigt allein schon dadurch das dazugehörige Gefühl in dir auf.

Wenn du traurig bist, fällt dein Körper in sich zusammen. Die Haltung ist gebeugt, Kopf, Schultern und Blick weisen nach unten. Kennst du den Peanuts-Cartoon, der im Internet kursiert, auf dem Charlie Brown genau in dieser Haltung Lucy erklärt „Wenn ich deprimiert bin, muss ich mich so hinstellen."?

Auch der Ratschlag „Kopf hoch", kommt nicht von ungefähr. Richte dich auf, strecke die Brust raus und atme tief durch, dann wird es dir sofort besser gehen.

Auch die Mimik ist wichtig. Mit einem Lächeln kannst du nicht nur dein Gegenüber, sondern durchaus auch dich selbst verzaubern. Selbst dann, wenn es zunächst erzwungen ist.

Jedenfalls gilt wieder, allein die Veränderung ist wichtig. Wenn du dich in einer Situation nicht wohl fühlst, dann ändere etwas und zwar als erstes das, was du am leichtesten ändern kannst. Deine Körperhaltung und Mimik kannst du selbst im Auto, in der Oper oder in einem Meeting mit deinem Chef ausgleichen.

Wenn du dich ein bisschen freier bewegen kannst, nimm zusätzlich auch eine andere Position im Raum ein.

Vielleicht hast du schon einmal an einem Familienstellen teilgenommen und erfahren, wie stark sich Gefühle unterscheiden können je nachdem, an welchem Platz man steht.

Wenn du an einer Stelle in ein Drama gerutscht bist, geh weg von dort. Du kannst dir auch vorstellen, aus dem Gefühl wie aus einer Blase, die sich um dich herum gebildet hat, heraus zu schlüpfen. Gut möglich, dass du nun auch innerlich sehr viel leichter zu einem neuen Standpunkt finden kannst.

Wenn du nicht alleine bist und dich über den Menschen geärgert hast, der gerade bei dir ist, tausche mit ihm die Plätze. Ihr werdet feststellen, dass es euch nun leichter fällt, euch gegenseitig in die Lage des anderen zu versetzen. Wenn es sich jedoch um jemanden handelt, bei dem du dich nicht traust, ihm so etwas vorzuschlagen, gelingt es dir vielleicht auch völlig unauffällig, dich dort hin zu begeben, wo er gerade war, wenn er seinen Platz verlässt.

Voraussetzung wäre hier natürlich, dass du überhaupt die Bereitschaft aufbringst, ihn besser verstehen zu wollen, womit du dir im Endeffekt ohnehin nur selber hilfst.

Mir hilft es in jedem Drama, raus in die Natur zu gehen. Nach Möglichkeit in Verbindung mit körperlicher Betätigung. Wenn ich laufen gehe, Rad fahre oder meinen Stall ausmiste, baue ich die aufgestaute Energie ab und mein Kopf wird wieder frei. Im vorherigen Kapitel habe ich ja bereits darüber gesprochen, dass auch Tiere über Bewegung Stress abbauen.

Ich möchte dir eine meiner Lieblingsübungen anvertrauen, die mich stets daran erinnert, welche Kraft ich in mir habe. Besonders gut funktioniert auch sie in der freien Natur, mit Blick Richtung Sonne oder zumindest an einem offenen Fenster.

Mit etwa schulterbreit geöffneten Beinen stelle ich mich fest auf die Erde, richte mich ganz auf und breite die Arme aus, so weit es geht. Dabei denke ich oder sage laut den Satz: *„Ich begrüße das Universum…..“* Ich mache das sehr bewusst und auch langsam, atme dabei tief ein.

Während ich meine Hände vor mir gemächlich wieder zusammenführe und vor der Brust falte, vervollständige ich den Satz: *„...und ich hole seine Kraft in meine Seele."*

Dabei fühle ich einen Schauer kraftvoller Energie, der mir ein Lächeln auf die Lippen zaubert. Gewohnheitsmäßig führe ich dieses kleine Ritual jeden Morgen durch, wenn ich mit meinem Hund spazieren gehe und eben dann, wenn ich einen Energieschub gebrauchen kann, der mich wieder gerade richtet.

Der Vollständigkeit halber muss ich erwähnen, dass ich diese Übung nicht selbst erfunden habe. Eine Freundin hat sie mir einmal vor Jahren gezeigt und ich weiß leider nicht, woher sie stammt. Da meine Freundin aber eine große Yoga-Anhängerin ist, ist es sehr gut möglich, dass sie aus dem Yoga kommt.

Eine weitere Übung hilft dir, ruhiger zu werden, indem sie deine Gehirnfrequenz herunter schraubt, so dass du ganz leicht die sich im Kreis drehenden Gedanken abschalten kannst. Ich verwende sie, um mich auf Meditation einzustimmen oder wenn ich schlecht einschlafen kann.

Entspanne dich im Sitzen oder Liegen in einer bequemen Haltung und schließe die Augen. Bewege nun einige tiefe Atemzüge lang beim Einatmen die Augäpfel unter den geschlossenen Liedern weit nach oben und bringe sie beim Ausatmen wieder zurück in die normale Stellung. Wiederhole das so oft, bis du dich ruhiger fühlst. Im Schnitt werden etwa fünf Atemzüge beziehungsweise Augenbewegungen benötigt, mit etwas Übung reicht dann aber oft schon ein einziges Mal.

Wenn du anfangs ein unangenehmes Ziehen in den Augen spürst, liegt das daran, dass deine Augenmuskeln untrainiert sind. Es schadet dir nicht, sie ein wenig fit zu machen, ganz im Gegenteil.

Zum Abschluss des Kapitels gibt es nun noch einen letzten Geheimtipp, den du wieder in absolut jeder Situation anwenden kannst, ohne dass es jemand bemerken wird.

Ist dir auch schon aufgefallen, dass bei sehr vielen alten Heiligenbildern der Blick nach oben gerichtet ist, als ob der Dargestellte sich bittend oder dankend dem Himmel zuwendet?

Auch ich blicke oft nach oben, um mich mit meinen geistigen Helfern zu verbinden und bitte sie dabei im Stillen: *„Bitte lasst mich kurz spüren, dass ihr da seid."*

Sie haben mich noch nie enttäuscht.

Und auch wenn sie sicher immer da sind, egal wohin ich gerade schaue, so habe ich doch das Gefühl, dass der nach oben gerichtete Blick mir dabei hilft, die Verbindung herzustellen und mir ihrer bewusst zu werden.

Du kannst dir sicher schon denken, was ich jetzt wieder sagen werde: Probiere es einfach aus.

Vorbilder, geistige Helfer und Rollenspiele

Es geht im Leben fast nichts über gute Vorbilder. In jedem Lebensbereich sollte man mindestens eines haben. Nachahmung ist die Form des Lernens, die wir am häufigsten praktizieren, wenn auch vielleicht sehr oft unbewusst. Spätestens, wenn wir in einem bestimmten Alter feststellen, dass wir entgegen aller Bemühungen unseren Eltern doch sehr ähnlich sind, merken wir, wie gut Nachahmung funktioniert.

Stell dir vor, wie viel du erst aufnehmen kannst, wenn du es nicht zufällig und unbewusst tust, sondern wenn du dich bewusst dazu entschließt, dir die Dinge von den Leuten abzuschauen, die sie besonders gut können.

Während meines Tiermedizinstudiums war meine Freundin Brigitte mein größtes Vorbild. Das heißt, es dauerte zunächst ein wenig, bevor sie meine Freundin wurde, denn sie war ein klassischer Streber, stets hochmotiviert und bestens vorbereitet. Intuitiv reagierte ich deshalb anfangs ablehnend auf sie, wie das eben oft der Fall ist, wenn jemand anderem etwas problemlos zu gelingen scheint, was man selbst einfach nicht auf die Reihe bekommt. Bald schon erkannte ich Gott sei Dank, dass ich mir damit nur selbst im Wege stand, denn Brigitte war nicht nur bereit, ihr Wissen zu teilen, ihre bloße Gegenwart wirkte schon inspirierend auf mich. In so vielen Dingen konnte ich mir einiges von ihr abschauen. So war sie zum Beispiel mein Vorbild in Sachen Disziplin und Durchhaltevermögen und in mutiger praktischer Umsetzung von theoretischem Wissen. Heute weiß ich längst, wie geil (entschuldige den Ausdruck aber ich finde ihn einfach passend) es sein kann, dran zu bleiben, wenn man eigentlich nicht mehr will und nicht mehr kann, weil hinter Widerständen immer Wunder verborgen sind. Und ich weiß, dass man einfach handeln sollte, auch wenn man sich nicht zu 100 % sicher ist. Handelt man nicht, wird die Unsicherheit nur immer noch größer.

Damals hatte ich in diesen Bereichen eklatanten Nachholbedarf und Brigitte half mir, diesen zu bewältigen.

Meist reichte es vollkommen aus, in schwierigen Situationen einfach nur an sie zu denken. Manchmal musste es aber auch ein Anruf sein, damit eine ihrer pragmatischen Bemerkungen meinem Drama den Wind aus den Segeln nehmen konnte.

„Brigitte, ich weiß nicht, was ich tun soll! Ich kann mich einfach nicht motivieren."

„Du musst dich nicht motivieren, Alex, mach einfach weiter."

Ja, sie sagte meistens nicht das, was ich gerade hören wollte, aber sie half mir immer weiter.

Mein Exmann dient mir heute noch in Sachen Erfolg als hervorragendes Leitbild, von meinen Eltern kann ich mir in Sachen Beziehung viel abschauen, mein Mann kann viel besser als ich eigene Bedürfnisse zurückstellen und einfach eingreifen wo Not am Mann ist. Ich könnte diese Liste jetzt ziemlich lange fortführen, denn es ist mir eine liebe Gewohnheit geworden, andere Menschen unter dem Gesichtspunkt zu betrachten, was ich von ihnen lernen kann. Und man kann sich wirklich aus jeder Begegnung etwas mitnehmen, was man selbst irgendwann einmal anwenden kann.

Natürlich habe ich auch Vorbilder unter berühmten Persönlichkeiten. Zum Beispiel Verona Pooth mag ich sehr. Ich werde nie vergessen, wie ich einmal eine Sendung mit ihr im Radio gehört habe und sie gefragt wurde, was denn ihr Lebensmotto sei.

„Mein Motto ist das von Pippi Langstrumpf:. Ich mach mir die Welt, wie sie mir gefällt“, war ihre Antwort und ich saß da und hatte Gänsehaut. Ich war echt beeindruckt. Einerseits davon, dass sie wie immer einfach ganz natürlich drauf losplapperte, anstatt wie so viele andere nach einer besonders klug klingenden Erwiderung zu suchen und andererseits von der Genialität ihres Lebensmottos.

Kennen wir den Satz von Pippi nicht alle? Ich habe ihn wahrscheinlich tausende Male gesungen, aber seine tiefere Bedeutung war mir nicht bewusst geworden. Verona schon.

Auch Dieter Bohlen finde ich toll. Nicht nur, dass er unglaublich erfolgreich ist und alles zu Gold macht, was er anfängt, er hat es auch geschafft, die öffentliche Meinung ihn betreffend komplett umzudrehen. Früher konnte ihn fast keiner leiden, zumindest wagte niemand, es zuzugeben, heute erfreut sich Dieter allgemeiner Beliebtheit, obwohl oder gerade weil er sich nie darum geschert hat, was man über ihn sagte.

Beruflich orientiere ich mich gerne an Rüdiger Dahlke, Deepak Chopra und Anthony Robbins, und mein Hund (der zugegeben keine Berühmtheit ist) zeigt mir immer wieder gerne, wie es geht, jeden Moment zu genießen, ohne an später zu denken.

Vorbilder zu haben, bedeutet für mich, diese Wesen bewusst zu beobachten. Wie sprechen Sie, was für Worte benützen sie, wie gehen sie auf ihr Gegenüber ein, wie kleiden sie sich und wie handeln sie? Dadurch erweitere ich mein eigenes Repertoire an möglichen Verhaltensweisen. Ich kann aus einem größeren Pott schöpfen, vielfältiger reagieren.

Doch ich gehe noch weiter. Wenn ich mich unsicher fühle, in bestimmten Dingen nicht weiter weiß, frage ich mich, was eines meiner Vorbilder in dieser Situation wohl tun würde. Ich suche mir eine passende Person aus und versuche richtiggehend in deren Rolle zu schlüpfen.

Dadurch inspiriere ich mich erstens und zweitens verschaffe ich mir auch mehr Distanz zu meinem Problem, so dass ich nüchterner entscheiden und handeln kann.

Außerdem bringe ich einen gewissen Spaßfaktor in die Angelegenheit. Ich bin dann nicht mehr hilflos und verzweifelt, sondern spiele ein lustiges Rollenspiel.

„Ist es nicht gefährlich, seine Authentizität zu verlieren, wenn man andere nachahmt?"

Das werde ich bei Workshops und Seminaren oft gefragt. Diese Frage kann nur jeder für sich selbst beantworten, weil der, der es als gefährlich empfindet, es womöglich so erleben wird.

Für mich ist es eine Frage der Kategorie: *„Wird man nicht ausgenutzt, wenn man anderen hilft?"*

Hierzu später noch mehr im Beziehungsteil.

Ja, schon möglich. Aber ich habe das Ruder ja immer selbst in der Hand. Ich sehe meine Persönlichkeit nicht gefährdet, wenn ich bestrebt bin, von anderen etwas dazu zu lernen. Das kann mich nur reicher machen, aber nicht ärmer. In meine alten Muster kann ich garantiert immer zurück, die nimmt mir keiner weg.

Es ist nichts endgültig. Wenn ich mir heute vorstelle, wie Dieter Bohlen zu handeln, heißt das nicht, dass ich es jetzt von nun an mein Leben lang in jeder Situation tun werde.

Außerdem kann ich mir ohnehin immer nur ausmalen, wie er sich verhalten würde, was er tatsächlich täte, kann ich nicht wissen. So entsteht das, was passiert also ohnehin in mir.

Ich finde es bemerkenswert, dass sehr, sehr viele Menschen auf einfache, konstruktive Lösungsansätze für ihre Probleme zunächst einmal mit Angst reagieren und das Bedürfnis haben, sich zunächst nach allen Seiten abzusichern, bevor sie es ausprobieren.

Man muss ja nichts verändern, was blendend funktioniert, aber wenn man in einem Konflikt stagniert, ist dann nicht alles vielversprechender, als gar nichts zu tun oder das bisher Versuchte endlos zu wiederholen?

Ich liebe es, mir Vorbilder zu suchen und in verschiedene Rollen zu schlüpfen und wie immer kann ich dir nur sagen, ob es dich weiterbringt, wirst du erst merken, wenn du es selbst getestet hast.

Noch lieber als in die Rolle von lebenden oder toten Mitmenschen schlüpfe ich jedoch in Rollen von mir selbst, die ich entwerfe. Von meiner Lieblingsfrage, die du schon kennst: „Will ich die sein, die das tut?“, gibt es noch eine Weiterentwicklung. Nämlich die Frage: „Wer will ich sein?“

Ich entwerfe ein Bild davon, wie ich gerne handeln würde und mit welchem Ergebnis und dann handle ich danach.

Gerade plane ich zum Beispiel die Eröffnung meiner alternativen Tierarztpraxis. Zu meiner Vorbereitung diesbezüglich gehört es nicht nur, mir auszurechen, wie viel Geld ich für die Einrichtung brauche und wo die Leute parken sollen. Ich überlege mir auch intensiv, was für eine Tierärztin ich sein möchte. Was für Kunden ich haben möchte und wie wir gemeinsam arbeiten werden. Klar, bis zu einem gewissen Grad macht das jeder ganz automatisch, aber ich drehe mir richtige Filme mit Szenen, wie ich besonders schwierige Fälle heile und ich mir mit vor Glück weinenden Tierbesitzern in den Armen liege.

Wenn du jetzt glaubst, dass ich nicht alle Tassen im Schrank habe, muss ich dir sagen, dass das gut möglich ist. Aber mal ehrlich: wie viel Zeit hast du schon damit verbracht, dir irgendwelche Horrorszenarien auszumalen und wie hast du dich dabei gefühlt? Wieviel Zeit hast du in Situationen, in denen du dich überfordert gefühlt hast, damit verbracht, innerlich darüber zu jammern? Damit hebt man nicht wirklich sein Energielevel, so dass man dann gleich viel motivierter an die Sache rangehen kann.

Versetzt man sich allerdings in die Rolle von Super-Hero, Dieter Bohlen oder eben der besseren Ausgabe von sich selbst, die solche Probleme mit einem Fingerschnipp bewältigt, schaut alles gleich ganz anders aus.

Das ist vielleicht kindisch, aber auch sehr zielführend und wenn ich ganz ehrlich bin, mag ich es kindisch oder eben spielerisch.

Genauso gut kannst du probieren, beim nächsten Streit mit deinem Partner, dich selbst in der Rolle des oder der Unberührbaren zu spielen, den oder die nichts, aber auch gar nichts aus der Ruhe bringen kann.

Es gibt so viele andere und bessere Möglichkeiten, als immer und immer wieder im gleichen Drama zu versinken und sich ständig wiederholende Wortgefechte zu liefern, bevor man dann meist stundenlang gar nicht miteinander spricht.

Hat man doch auch schon hunderte Male gemacht, obwohl es noch kein einziges Mal Spaß gemacht hat.

Wenn du beim Gespräch mit deinem Chef unsicher wirst, kannst du dich kurz sammeln und dir dein Vorbild in Sachen Selbstbewusstsein entweder stärkend an die Seite stellen oder gleich selbst verkörpern. Der Phantasie sind keine Grenzen gesetzt.

Du kannst dir für die verschiedensten Lebenssituationen jeweils dein optimales Bild von dir zeichnen und anschließend versuchen, dem zu entsprechen. Je wilder deine Vorstellungen, umso mehr kannst du bei der Umsetzung über dich selbst hinaus wachsen. Wenn du willst, kannst du dir sogar einen Künstlernamen verleihen.

Die Idee hierzu kam mir, als ich gerade dabei war, meinen Vortrag „Leichter lernen mit allen Sinnen" vorzubereiten, in dem es um gehirngerechtes Lernen geht. In einem Buch über verschiedene Lerntechniken fand ich den Tipp, sich bei der Beschäftigung mit den verschiedenen Schulfächern in entsprechende Rollen hinein zu versetzen, um das Gehirn auf den Stoff einzustimmen und so die Aufnahme zu erleichtern. Anstatt den Geschichtsstoff einfach nur zu pauken, könne man sich doch auch in die handelnden Personen einfühlen oder sich eine französische Identität als Jean, Dominique oder sonst wer zulegen und sich entsprechend kleiden, bevor man sich an die Vokabeln setze.

Eine großartige Idee, wie ich finde, die man durchaus generell für die Bewältigung diverser Schwierigkeiten einsetzen kann.

Für die Situationen in denen Rollenspiele einfach nicht funktionieren, habe ich dann noch einen anderen simplen Trick in der Kiste: Wenn mir gar nichts anderes einfällt, gebe ich das Problem ab an meine geistigen Helfer. Ich weiß noch nicht mal, wer sie sind, aber irgendwie habe ich das Gefühl, dass ich um Hilfe bitten kann, wenn ich nicht mehr weiter weiß.

Grundvoraussetzung ist natürlich, dass ich vorher mein Bestes gegeben habe. Denn wer hilft schon gerne, wenn der, der darum gebeten hat, sich derweil ein bisschen ausruht?

Meine Klienten nehmen diesen Tipp sehr gerne an. Er ist herrlich einfach, aber doch wirkungsvoll.

Mütter haben zum Beispiel oft das Problem, dass sie ihren herangewachsenen Kindern gerne alles abnehmen wollen, weil sie sich sonst zu große Sorgen machen. Andererseits wissen sie aber genau, dass sie damit weder sich noch den Kindern einen Gefallen tun. Für viele von ihnen ist es eine Erleichterung, in solchen Situationen die Bitte um Hilfe an geistige Helfer weiter zu leiten. Mit geistigen Helfern meine ich zum Beispiel Schutzengel, Verstorbene, Krafttiere, Heilige oder sonstige Führer. Fast jeder glaubt ja an irgendetwas.

Die Mütter mischen sich auf diese Art nicht ein, haben aber auch nicht das Gefühl, gar nichts getan zu haben.

Und immer dann, wenn gar nichts anderes mehr hilft, bringt ein Gebet wieder mehr Ruhe und Vertrauen in die verzweifelte Lage. Hier muss jeder seine eigenen Worte finden, damit es auch wirklich stimmig ist. Meine eigenen Anrufungen sind gar nicht heilig, sondern sehr schlicht gehalten so in der Art: *„"Ich weiß nicht mehr weiter, könnt ihr euch bitte drum kümmern oder schickt mir zumindest ein Zeichen."*

So war ich nicht völlig untätig und richte mich dann gleich selbst wieder in Richtung einer Lösung aus, indem ich nach Hinweisen Ausschau halte. Gleichzeitig kann ich das Problem aber auch ein Stück weit loslassen, denn beim verbissenen Draufstarren findet sich sicher kein Ausweg.

II

Beziehungen

Knöpfe drücken und voneinander lernen

Was wären wir ohne unsere Mitmenschen?

Unablässig bereichern sie uns, indem sie uns beschenken. Durch ihre Gemeinschaft, ihre Liebe, ihre Aufmerksamkeit, ihre Inspiration, aber auch dadurch, dass sie uns unablässig daran erinnern, wo wir gerade stehen. Sie fordern uns heraus und treiben uns an, uns weiter zu entwickeln.

Im ersten Kapitel habe ich beschrieben, wie sie im Sinne der Polarität Balance in unser Leben bringen, die wir selbst verloren haben. Auf den ersten Eindruck fühlt sich das sehr oft nicht angenehm an, doch wenn man bereit ist, in die Eigenverantwortung zu gehen und dazu zu lernen, wird man Vieles mit ganz anderen Augen sehen. Man wird erkennen, was für unglaubliche Dienste uns die Menschen in unserem Leben erweisen. Auch – oder vielleicht sogar vor allem – diejenigen, die wir für Störenfriede halten.

Ich bin mir ziemlich sicher, dass wir hier sind, um uns zu entwickeln. Mir gefällt übrigens das Wort unheimlich gut. Ich ent-wickle mich. Dabei entsteht in mir die Assoziation zu einem Faden, der so in Unordnung geraten ist, dass man Anfang und Ende nicht mehr sieht und der nun entwirrt werden muss.
Beim Entwickeln eines Fotos entsteht aus dem Nichts ein wunderschönes Bild.

Auch wir reifen und verändern uns ständig. Äußerlich sieht man das, doch die äußere Veränderung spiegelt nur die innere.

Es ist bekannt, dass Kinder nach Kinderkrankheiten große Entwicklungssprünge machen und bei uns Erwachsenen ist es immer noch so, dass uns vor allem die schwierigen Phasen weiterbringen. Wenn ich zurückblicke, gab es in meinem Leben zwei Zeitspannen in denen es mir wirklich schlecht gegangen ist und die mich gleichzeitig geradezu nach vorne katapultiert haben. Zuerst waren das die Jahre meiner Herz,- und Darmerkrankung und später die Zeit nach meiner Scheidung.

Allerdings bin ich nicht der Meinung, dass man zum Lernen immer solche extrem lebensverändernden Katastrophen benötigt. Es mag sein, dass wir manches nicht beeinflussen können. Ich glaube aber auch, dass wir ganz oft selbst entscheiden, wie groß das Drama sein muss, das unsere Bereitschaft weckt, hinzusehen. Wenn ich mich selbst beobachte und all die Geschichten höre, die mir meine Klienten tagtäglich erzählen, liegt der Schluss nahe, dass uns das Leben in der Regel schon unzählige kleine Hinweise geschickt hat, die geflissentlich übersehen wurden, bevor es irgendwann zu einem größeren Knall kommt.

Meine Krankheit war nicht vom ersten Tag an so schlimm wie nach mehreren Jahren. Mein Herz versuchte viele Jahre, durch immer schlimmer werdende Beschwerden, immer lauter auf sich aufmerksam zu machen. Es wollte mir sagen, dass ich nur aus dem Kopf heraus lebte und meine Gefühle vollkommen vernachlässigte. Trotzdem blieb ich auf meinem Weg. Mein einziges Interesse galt der Unterdrückung der Beschwerden, aber nicht der Botschaft.

Bei meinen Klienten beobachte ich genau das gleiche Phänomen. Es ist wirklich erstaunlich, mit welcher Sturheit manche Menschen Operationen über sich ergehen lassen, Medikamente mit schwersten Nebenwirkungen schlucken etc., um nur ja nichts von dem verändern zu müssen, was sie krank gemacht hat.

Als hätte die Krankheit mit dem Menschen, den sie befällt, nicht das Geringste zu tun, wird die Verantwortung für die Genesung einfach an Ärzte, Therapeuten und Pharmazeutika delegiert. Auf Heilung wartet man da meist vergeblich. Die Symptome werden nur verschoben oder bessern sich vorübergehend, bevor sie umso stärker zurückkehren.

Der Hauptgrund, warum unser Gesundheitssystem unmittelbar vor dem Zusammenbruch steht, liegt für mich darin, dass das so nicht funktionieren kann. Die Erkrankung ist ein Auftrag zur Veränderung der Lebenshaltung und zwar für denjenigen, den sie betrifft.

Und genauso ist es auch mit jedem anderen Problem, das in unserem Leben auftaucht. Es ist schlicht und einfach eine Chance zur Entwicklung. Ein Zeichen, dass es an der Zeit ist für den nächsten Schritt. Irgendetwas gibt es zu lernen für uns. Das ist nicht als Strafe zu verstehen, in dem Sinn, dass wir etwas falsch gemacht hätten, sondern vielmehr als Belohnung. Wir haben gezeigt, dass wir eine gewisse Reife erreicht haben, jetzt kann es weiter gehen.

Dem können wir nicht entrinnen. Wenn wir versuchen, einem Problem zu entfliehen, indem wir uns zum Beispiel von unserem Partner trennen, weil er nicht „der Richtige“ ist, bekommen wir die gleichen Schwierigkeiten in Grün eben mit jemand anderem. So lange bis wir erkennen, dass es unser Problem ist, an das uns der andere nur erinnert. Die Lösung muss von innen heraus kommen, dann ordnet sich das Außen ganz automatisch neu.

Es kann dann durchaus sein, dass wir uns trotzdem trennen, aber nicht mehr aus einer Flucht heraus, sondern in Frieden mit uns und dem anderen. Vielleicht können wir aber auch bleiben, weil wir unseren Partner jetzt so annehmen können wie er ist.

Wenn wir ein Problem nun aber wirklich gelöst haben, dann kommt das nächste.

Genauso wenig, wie wir mit 40 sagen können: *„Stopp, jetzt reicht es, ich will nicht mehr älter werden",* können wir unserer Seele verklickern, dass wir nun genug wissen und nichts mehr dazu lernen wollen. So läuft es nicht.

Als ich meine Erkrankung überstanden hatte, weil ich in die Eigenverantwortung gegangen war und meine Haltung dem Leben gegenüber um 180 Grad geändert hatte (siehe „Der Kreis hat sich geschlossen oder das unendliche Glück"), war ich stolz wie Egon. Ich fühlte mich wie eine Königin und war überzeugt, dass ich alles wusste, was es zu wissen gab und dass der Rest des Lebens nur noch ein netter Spaziergang werden würde. Stattdessen ging es mit den Lernprozessen munter weiter, wie mir scheint, folgen sie sogar immer schneller aufeinander.

Am besten und am meisten lernen wir also offensichtlich über unsere Probleme. Und wahrscheinlich weil wir hergekommen sind, um uns bestmöglich zu entwickeln, folgt in unserem Leben auf ein gelöstes Problem stets das nächste.
Das ist nur dann dramatisch wenn wir das so sehen.

Wir können aber auch statt „Problem" „Herausforderung" oder „Chance" sagen und uns damit abfinden, dass es einfach so ist. Wobei „abfinden" eigentlich auch das falsche Wort ist. Wir könnten schätzen, dass es so ist und unsere Chancen dankbar annehmen, anstatt sie blind zu bekämpfen. In dem Wissen, dass auch, wenn es sich jetzt im Moment vielleicht nicht so gut anfühlt, wir uns bald so gut fühlen werden wie niemals zuvor.

Um der Herausforderung zu begegnen, muss man sich nämlich verändern und von dieser Veränderung wird man noch dann profitieren, wenn man schon lange nicht mehr weiß, wie es dazu gekommen ist.

In diesem Kapitel möchte ich aber in erster Linie auf den Beziehungsaspekt unserer Chancen eingehen. Ganz oft haben die Herausforderungen nämlich mit anderen Menschen zu tun und es schaut dann so aus, als würden diese Menschen ein Problem verursachen. Das ist natürlich Unsinn. Die anderen helfen uns nur, auch wenn es unangenehm ist. Wenn es anders wäre, wären wir nichts als hilflose Opfer.

Jemand anderer kann in meinem Leben niemals Schwierigkeiten verursachen, er kann mich nur auf vorhandene Schwierigkeiten aufmerksam machen. Er kann nur da drauf drücken, wo bei mir auch ein Knopf ist. Bei mir leuchten dann alle Lampen und ich bin böse auf den Drücker. Aber auch wenn es gemein ist, dass er da drauf gedrückt hat, so ist es doch mein Knopf. Wenn der eine nicht drückt, drückt ein anderer und zwar solange immer wieder, bis ich mir den Knopf anschaue und als zu mir gehörig akzeptiere. Das inaktiviert den Knopf in der Regel.

Ein Beispiel: seit ich mich erinnern kann, hat es mich immer unglaublich verletzt und wütend gemacht, wenn ich dabei war, jemandem etwas für mich Bedeutsames zu erzählen und dann mein Redefluss durch irgendetwas unterbrochen wurde. Und weil es mich so rasend machte, bekam ich pausenlos die Gelegenheit, zu lernen damit umzugehen. Wenn wir zum Beispiel bei uns zu Hause alle beim Essen saßen, ich etwas erzählte und mein Vater dann sagte: „Kann mir bitte jemand das Salz rüber geben“, war das eigentlich schon zu viel für mich. Aber stell dir vor, oft kam es noch schlimmer und meine Mutter erwiderte mit dem Salzstreuer in der Hand: *„Ist es dir zu wenig gesalzen?“*

Das hatte zur Folge, dass zwischen den beiden noch weitere Sätze gewechselt wurden, die im Gegensatz zu meinen weltbewegenden Neuigkeiten einfach nur unglaublich banal und unnötig waren. Und manchmal war auch das noch nicht genug. Immer wieder musste ich erleben, dass meine Mutter nach Beendigung der Salzdiskussion vergaß, mich zum Weitersprechen aufzufordern und einfach weiter aß. Vermutlich in der Annahme, dass ich von selbst die Initiative ergreifen würde, aber dazu war ich gar nicht in der Lage. Mir war jedes Mal zum Heulen und es wäre mir gar nicht möglich gewesen, in normaler Stimmlage fortzufahren.

Natürlich passierte mir Ähnliches nicht nur mit meinen Eltern, sondern mit allen möglichen Leuten. Später begegnete mir das Problem in meinen Partnerschaften.

Hier ist besonders offensichtlich, dass niemand sich „falsch“ verhalten hat, sondern dass ich einfach die tiefe Angst in mir trug, nicht wahrgenommen zu werden. Die wenigsten anderen Menschen hätten sich in derartigen Situationen verletzt gefühlt, aber für mich war es nahezu unaushaltbar. Ich hatte einen Knopf, der gesehen werden wollte, und deswegen waren die Menschen in meiner Umgebung so freundlich, drauf zu drücken. Natürlich hat es sehr lange gedauert, bis ich das so sehen konnte und in der Zeit davor bedeutete das, dass ich immer wieder leiden musste.

Im Moment mag es zwar vielleicht einfacher erscheinen, dem Anderen die Schuld für die eigenen Gefühle in die Schuhe zu schieben, aber da einem das Leben zeigt, dass das der falsche Weg ist, geht die Rechnung nicht auf und man dreht sich im Kreis. Man kommt immer wieder in die gleiche Situation und ist wütend auf den anderen. Aber das tut dem nicht weh, sondern immer und immer wieder nur mir selbst. Und ändern kann ich auch nichts, weil ich nichts dafür kann. Wir hatten das ja schon.

Die Lösung für mich war zunächst wie immer der Schritt in die Eigenverantwortung. Das bloße Anerkennen, dass das Gefühl des Nicht-Geliebtwerdens in mir war und nur von den anderen aktiviert wurde, reichte schon aus, um etwas zu verändern.

Grundsätzlich ist es auch sehr hilfreich, die Gefühle einfach zuzulassen. Einfach wahrzunehmen und sein zu lassen. In dem Kapitel „Wenn ich nicht raus kann, gehe ich rein“, bin ich schon auf die Thematik eingegangen. Der Stress in uns entsteht nicht durch die Empfindungen, sondern dadurch, dass wir versuchen sie zu unterdrücken. Dadurch, dass wir scheitern, steigert sich der Stress. Ein klassischer Fall von positiver Rückkoppelung und ein Hinweis, es besser auf andere Art zu probieren.

Teste es selbst, erlaube dir einmal Emotionen, die du eigentlich nicht haben willst, einfach zu empfinden. Vielleicht auch in Verbindung mit einem dazugehörigen Gedanken, wie zum Beispiel: *„Ich darf ruhig wütend sein.“*

Als ich begann, auf diese Art zu üben, bemerkte ich bald, dass sich die sogenannten positiven Gefühle von den negativen oft gar nicht wirklich unterscheiden, wenn sie bis in das geöffnete Herz steigen dürfen.

Eine tiefe Trauer zum Beispiel kann sich genau so anfühlen, wie eine tief empfundene Liebe. Beides sind einfach Berührungen des Herzens. Beides treibt einem die Tränen in die Augen.

Die Unterscheidung und Bewertung findet allein in uns statt. Doch wenn wir darauf verzichten, können wir beides genießen und uns an der Empfindung freuen.

Es mag sein, dass es in deinen eigenen Belangen für dich nicht ganz so offensichtlich ist, dass der Ursprung des Problems in dir liegt. Erstens weil es von außen immer klarer ist, als wenn man selbst drin steckt und zweitens weil es in ganz vielen Fällen wirklich sehr eindeutig danach aussieht, als hätte der andere etwas falsch gemacht. Das kann auch durchaus so sein. Aber das ist nicht wichtig. Du solltest dich nicht fragen, warum der andere das so gemacht hat, sondern warum dir das passiert ist. Oder besser formuliert, wenn du an das Kapitel „Pfeif auf die Ursache" denkst, was du daraus lernen kannst und wie du es schaffen kannst, dass dir Derartiges nicht mehr begegnet.

Was könntest du ändern und was für Maßnahmen könntest du ergreifen? (Und hier meine ich natürlich Maßnahmen, die ausschließlich dich selbst betreffen, und nicht etwa Aktionen, die darauf abzielen, den anderen zu beeinflussen oder gar aus dem Umfeld zu eliminieren, ohne seine Botschaft verstanden zu haben.)

Was der andere auch immer Schlimmes getan hat, befreie ihn von der Verantwortung dafür, was es **mit Dir** gemacht hat. Nur das sollte dich wirklich interessieren, denn nur das bringt dich weiter.

„Muss man dem anderen nicht zeigen, dass es falsch war, was er gemacht hat?"

Ganz klar: NEIN.

Ich halte es nicht grundsätzlich für schlecht, seine Meinung zu äußern, ganz im Gegenteil. Aber wenn jemand anderer gerade mit seinem Verhalten starke Emotionen in dir ausgelöst hat, um was geht es dir dann, wenn du ihm erklären willst, dass er das so nicht machen darf?

Du willst ihm die Schuld für dein Gefühl in die Schuhe schieben und begibst dich damit in die Opferhaltung. Wenn du dann damit beginnst, ihn zu belehren, wechselst du zur Täterhaltung und schon bist du wieder in die uralte Falle getappt.

Außerdem tut es dir nicht gut, wenn du ständig wiederholst, warum du dich schlecht behandelt fühlst. Du redest dich nur immer mehr hinein in die Emotion, die du eigentlich nicht haben willst.

Und selbst wenn man davon ausginge, dass du hundert Prozent im Recht wärst (was du allein schon aufgrund der Polarität ja gar nicht sein kannst), du wirst mit deinen Belehrungen nichts erreichen, weil dein Gegenüber in diesem Moment wahrscheinlich genauso offen ist für deine Meinung wie du für seine.

Komm zurück zu dir selbst, hole bewusst die Verantwortung zurück. Fühle sie und frage dich, was **du** lernen kannst.

Wenn ich mich in derartigen Situationen befinde und all das anwende, wovon ich dir gerade erzähle, mache ich das keineswegs auf eine besonders heilige Art. Es geht mir nicht darum, ein Gutmensch zu sein und nur ja nichts Böses über jemand anderen zu denken.

Aber ich war 13 Jahre meines Lebens ein Opfer und ich habe einfach keine Lust mehr darauf. Es ist mir zu langweilig, ich möchte, dass es mir gut geht und es macht mir Spaß, die Dinge zu beeinflussen. Das ist alles.

Im Streit mit meinem Partner denke ich mir gleich nach meinem Ho´oponoponosatz, von dem ich im Eigenverantwortungskapitel geschrieben habe, zum Beispiel:

„Ok, im Moment schaut es für mich so aus, als würdest du dich wie ein Arsch benehmen. Aber das ist nicht mein Problem, sondern deines. Ich sehe dich als meinenTrainer, also werde ich jetzt einfach mal schauen, ob ich nicht irgendetwas von dir lernen kann."

Dadurch werde ich aktiv. Ich fühle mich wie bei einem Detektivspiel, beginne zu forschen und mich an den Ergebnissen meiner Forschungen zu erfreuen, wodurch ich mich ganz automatisch von dem beengenden Gefühl entferne, das gerade noch im Vordergrund stand.

Anstatt mich zum Beispiel weiter darüber aufzuregen, dass mein Mann nicht aus der Ruhe zu bringen ist, obwohl ich total hysterisch bin, denke ich lieber *„Hey wie macht der das? Von dieser Ruhe kann ich mir was abschneiden."*

Beim nächsten Mal ist es dann vielleicht so, dass er mich beleidigt, dann kann ich die Situation zum Beispiel dazu nützen, mich ganz bewusst dazu zu entscheiden, mich darauf nicht einzulassen. Nicht zum Gegenschlag auszuholen, sondern auch dann in Ruhe zu bleiben, wenn der andere nicht mitspielt.

Ich brauche den anderen nicht, um auf meinem Weg zu bleiben.

Manchmal geht man Wege gemeinsam, das ist schön, und manchmal ist es schön, wenn jeder woanders lang geht. Das ist vollkommen in Ordnung. Es ist okay, wenn der andere eine abweichende Meinung hat, auch wenn es um ein wichtiges Thema geht. Das kann sogar sehr bereichernd sein, davon aber weiter unten noch mehr.

Und es ist ganz klar nicht meine Aufgabe, mich um die Lernprozesse anderer zu kümmern. Es ist nämlich sehr wahrscheinlich, dass ich mit meinen eigenen in diesem Leben gar nicht fertig werde. Wenn ich mich diesbezüglich nur um mich kümmere, habe ich mehr als genug zu tun.

Auch hier hilft mir dann ein frecher Gedanke wie zum Beispiel:

„Ist mir doch ganz egal wie viele hundert Leben du noch brauchst, aber ich streng mich an und lerne alles in diesem."

Schon ist sie weg, meine Wut.

Ich kann mich an einen Satz meines Vaters erinnern, der sich mir stark eingeprägt hat, weil er mein Denken zum ersten Mal in eine ganz andere Richtung gelenkt hat. Das war lange bevor ich mich bewusst damit beschäftigt habe, wie man bestimmten Schwierigkeiten konstruktiver begegnen kann.

Ich stand im Wohnzimmer und berichtete ihm ganz aufgebracht davon, wie jemand in der Schule etwas ganz besonders falsch gemacht hatte und nicht nur dass mich das furchtbar aufregte, ich war

auch ganz stolz, dass ich es viel besser gewusst hätte und demjenigen auch ordentlich Bescheid gesagt hatte. Leider zeigte sich mein Vater wenig beeindruckt und gab mir nur zur Antwort:
„Sag, gibt dir wer Geld dafür, dass du dich soviel um die Angelegenheiten anderer kümmerst?“

Im ersten Moment war ich natürlich vor den Kopf gestoßen, aber nach und nach erkannte ich den wertvollen Hinweis in diesem banalen Satz. Ein weiteres Beispiel von ganz vielen, dass das, was man im Moment am wenigsten hören will, oft am meisten hilft.

Aus eigener Erfahrung weiß ich, dass es unglaublich schwer sein kann, davon abzulassen, den anderen zu belehren. Es gibt Problemstellungen, in denen der Verstand unglaublich gute Argumente findet, warum man in diesem speziellen Fall ganz bestimmt nicht einfach zusehen kann.

Wenn zum Beispiel in einer Partnerschaft einer spielsüchtig ist und den anderen dadurch mit in den finanziellen Ruin reißt oder eben wenn es um Eltern und ihre Kinder geht.

Ich bin trotzdem der Meinung, dass auch hier das gleiche gilt. Je mehr Engagement man in Überzeugungsarbeit legt, umso mehr Widerstand regt sich auf der anderen Seite. Das Einzige, was aus meiner Sicht hilft ist, das was man vermitteln will vorzuleben und klar zu machen, dass man mit Rat und Tat zur Seite steht, wenn darum gebeten wird.

Antworten die gegeben werden, ohne dass eine Frage gestellt wurde, kommen nicht an.

Außerdem muss jeder seine ureigene Lösung finden. Das Problem ist eine Aufgabe für denjenigen, den es betrifft. Wird es ihm aus dem Weg geräumt, kommt es wieder, meistens eine Nummer größer.

Du stärkst das Selbstbewusstsein des Betroffenen viel mehr, wenn du ihm vermittelst, dass du ihm zutraust, selbst einen guten Weg zu finden, anstatt ihn gering zu schätzen. Es wird ganz oft vergessen, dass gut gemeinte Hilfe dem anderen ohne Worte vermitteln kann: „Ich trau dir das nicht zu. Ich nehme dir das ab, weil ich es viel besser kann."

... und noch mehr lernen

Wir haben jetzt vor allem davon gesprochen, dass wir in Konflikten mit anderen ganz viel lernen können. Egal ob die anderen unsere Knöpfe drücken oder uns in eine Balance bringen, die wir in dem Moment gar nicht wollen, vieles was sich schmerzhaft anfühlt, kann bei näherem Hinsehen so ein großes Geschenk sein.

Warum ist das aber so, dass wir vor allem über Schwierigkeiten und Konflikte lernen können? Geht es nicht auch auf ganz angenehme Weise?

Ich bin ganz fest davon überzeugt, dass das geht. Dass es häufig nicht so ist, liegt glaube ich daran, dass wir meistens glauben, wir müssten gar nichts lernen.

Besonders fruchtbar und lehrreich sind scheinbar die Begegnungen mit Personen, die wir nicht mögen, oder aber die besonders schwierigen Momente mit unseren Liebsten.

Natürlich sind das nun genau die Situationen, in denen wir nichts lernen wollen. Ganz im Gegenteil, wir verfallen dann ganz oft automatisch in die „Ich-bin-viel-besser-als-du-Haltung“ und verschließen uns dem Gegenüber. Es kommt zu einem Konflikt, der sich so lange zuspitzt, bis einer von beiden tatsächlich bereit ist, ein Stück weit von seinem Standpunkt abzurücken, dem anderen also entgegen zu kommen. (Ist das Entgegenkommen nicht ehrlich gemeint, kommt es zur Wiederholung.)

Wenn wir gegen etwas einen inneren Widerstand hegen, geht das meistens nach hinten los, so viel wissen wir ja schon. Wir werden mit dem Unerwünschten nur erst recht konfrontiert und zwar in der Regel auf immer unangenehmere Weise. Das heißt, wenn ich nicht lernen will, bekomme ich solange einen Konflikt, bis ich doch bereit bin zu lernen.

Da liegt doch der logische Umkehrschluss nahe: Wenn ich von Vornherein mit der Bereitschaft zu lernen in eine Begegnung gehe, erspare ich mir den Konflikt.

Im Praxistest hat sich diese These für mich durchaus bewahrheitet. Seitdem mir dieser Gedanke zum ersten Mal gekommen ist, entscheide ich mich zum Beispiel vor dem Zusammentreffen mit meinen Klienten ganz bewusst dafür, von ihnen zu lernen. Ich habe das Gefühl, dass die Gespräche dadurch für beide Seiten gewinnbringender geworden sind.

Therapeuten kommen ja oft von der Position, dass sie über dem Klienten stehen, beziehungsweise sieht der Klient das auch bisweilen von sich aus so. Er hat ein Problem und der Therapeut rät ihm, wodurch eine gewisse Hierarchie entstehen kann.

Ich fühle mich wohler, wenn man auf Augenhöhe miteinander spricht, weswegen ich bisweilen auch selbst ganz ehrlich Beispiele aus meinem Leben gebe, um zu signalisieren, dass auch ich Probleme habe und dass auch ich bereit bin, mich zu öffnen.

Dadurch fühlt sich mein Gegenüber verstanden und die Information kann viel besser von einem zum anderen fließen, wenn sie nicht bergauf oder bergab muss. Es gibt weniger Missverständnisse, meine Tipps werden besser angenommen und auch umgesetzt.

Es versteht sich von selbst, dass ich tatsächlich von jedem einzelnen Gespräch immens profitiere.

Innerhalb der Partnerschaft fällt es mir manchmal leicht und dann wieder ganz schwer, von meinem Mann zu lernen. Das hängt einerseits von seiner, vor allem aber von meiner Tagesverfassung ab. Ich versuche aber, mindestens ein bis zweimal täglich innerlich zu sagen: *„Du bist mein Lehrmeister. Ich bin dankbar, dass ich von dir lernen darf."*

Für mich ist das eine hervorragende Übung, weil es zu meinen Schwächen zählt, dass ich manchmal zu Überheblichkeit neige.

Ich habe auch das Gefühl, dass es sich auf die Qualität unserer Beziehung auswirkt. Sich vom anderen bewusst inspirieren zu lassen, ist viel konstruktiver, als seine Fehler zu suchen, wie ich es früher getan habe.

Und die klare Entscheidung für eine innere Haltung verleiht einem selbst Stabilität. Bei allem, was man tut, ist es hilfreich, sich vorher auszurichten.

Mein Mann und ich haben aus der Idee, voneinander zu lernen und uns gegenseitig zu unterstützen auch eine Art Spiel entwickelt. Wenn einer von beiden gerade ein Gefühl in sich trägt, dass der andere auch gut brauchen könnte, öffnen wir uns beide, fassen uns an den Händen und versuchen es zu übertragen.

Wenn einer von uns zum Beispiel aufgeregt ist und der andere ist ruhig, wird die Ruhe einfach „verschickt". Wahrscheinlich kommt nur ein Teil davon an, aber man bemerkt doch einen deutlichen Unterschied. Wenn der eine dem anderen etwas mit Worten einfach nicht vermitteln kann, verbinden wir uns und übertragen das Gefühl. Damit können wir etliche Auseinandersetzungen leichter lösen.

Am Anfang unserer Beziehung hatte ich zum Beispiel öfter mit Eifersucht zu kämpfen. Nach seiner längeren Single-Zeit hatte es sich noch nicht herumgesprochen, dass er in einer Partnerschaft war und immer wieder riefen Verehrerinnen an, die er aus meiner (nicht ganz objektiven) Sicht nicht klar genug abwies. Manchmal verließ er sogar das Zimmer, um in Ruhe zu telefonieren, und ich saß derweil da und brodelte.

Es dauerte eine gewisse Zeit, bis wir lernten, damit umzugehen. Zunächst war da nur hoch emotionales Kindergartengeplänkel. Ich versuchte, ihm Vorschriften zu machen, was er zu den Damen zu sagen hatte, er fühlte sich bevormundet und zu unrecht verdächtigt. Irgendwann kamen wir auf die Idee, uns nicht zu bekriegen, weil wir das ja beide gar nicht wollten, sondern uns zu öffnen und ineinander hinein zu versetzen und uns unsere Gefühle zu senden. So gelang es uns zunehmend, die Lage des anderen wahrzunehmen, was höchst heilsam war.

Schon die Öffnung und die Bereitschaft, den Standpunkt des Partners wahrzunehmen und von der anderen Seite aus zu betrachten, veränderte sofort die gesamte Stimmung. Bei der Verbindung konnte ich dann fühlen, dass er mich wirklich liebte und dass er von den Anrufen selbst genervt war.

Dazu kam noch, dass ich mich tierisch freute, einen Mann gefunden zu haben, mit dem man so etwas machen kann, denn ich kann mir gut vorstellen, dass mich viele andere einfach für total verrückt erklärt hätten.

Wichtig ist jedoch, dass die Übertragung in einer liebevollen, dienenden Haltung passiert. Blickt der eine auf den anderen herab, glaubt er, ihm etwas beibringen zu müssen, oder will er ihn sogar manipulieren, wird es nicht funktionieren. Ich bin auch nicht dafür, jemandem etwas rüber zu schicken, was der vielleicht gar nicht haben will, so etwas sollte im gegenseitigen Einverständnis passieren.

Die Dramaspirale

Ein beliebtes Spiel, das in Paarbeziehungen, aber bei weitem nicht nur in diesen, gerne gespielt wird, ist die von mir so getaufte „Dramaspirale“.

Die Regeln sind denkbar einfach. Einer macht oder sagt irgendetwas (meist unbeabsichtigt), was beim anderen einen Schmerz aktiviert, es wird quasi ein Knopf gedrückt. Der Partner, bei dem die Lampen jetzt leuchten, verleiht seinem Schmerz auf mehr oder weniger konstruktive Art und Weise Ausdruck. Mit dem, was er jetzt sagt oder tut, drückt er wiederum auf irgendeinen Knopf seines bis dahin völlig ahnungslosen Gegenübers, so dass nun beide verletzt um sich schlagen. Bereits hier wird die Sache zum Selbstläufer. Innerhalb weniger Augenblicke schaffen es die Teilnehmer oft, beim jeweils anderen jeden vorhandenen Konflikt zu aktivieren und gleichzeitig sinken Kommunikationsniveau und Respekt ins Unermessliche.

Es gibt unendlich viele Themenbereiche, die sich bestens als Auslöser für das Spiel eignen. Ich selbst habe wie oben beschrieben besonders oft mit dem Eifersuchtsthema experimentiert. (Natürlich ausschließlich zu Forschungszwecken.) Kurz zur Wiederholung: mein Freund erhält zum Beispiel einen Anruf von einer guten Freundin – mit von mir unterstellten Paarungsabsichten. Er kann zwar nichts dafür, aber bei mir wird der alte Konflikt „keiner liebt mich“ aktiviert. (Als Ausrede hierfür mussten einen Gutteil meines Lebens irgendwelche Umstände meiner Kindheit herhalten.) Das führt dazu, dass ich ihm eine Szene mache, seine gute Freundin mit wenig schmeichelhaften Attributen tituliere und ihn mit Vorschriften versorge, wie er sich in Zukunft in solchen Situationen zu verhalten hat.

Er, der wiederum in seiner Kindheit unter einer sehr dominanten Mutter gelitten hat, die ihn ständig ungerechtfertigter Weise bestraft und entmündigt hat, erlebt ein gefühlsmäßiges Deja Vu, fällt jetzt in seinen Schmerz und den Rest kannst du dir entweder denken oder du hast es schon selbst erlebt.

Aus eigener Erfahrung, aber auch aus vielen Erzählungen von Freundinnen und Klienten, kenne ich folgendes Szenario: Ein Partner (angeblich überdurchschnittlich häufig der Mann) kündigt eine geplante Freizeitunternehmung im Freundeskreis an und lädt seine Partnerin nicht ein, daran teil zu haben. Diese fühlt sich zurückgewiesen, ungeliebt und allein gelassen („ich wäre eh nicht mitgekommen, aber er hätte mich wenigstens fragen können…“). An dieser Stelle ist vom Zurückgewiesenen, sei es nun Mann oder Frau, nicht einmal eine verbale Äußerung notwendig, es reicht, wenn er das Gesicht verzieht oder sich abwendet. Eigentlich kann man sagen, dass jede andere Reaktion als eine freudige Beglückwünschung ob dieser genialen Idee zur Folge hat, dass der Partner, der den Ausflug plant, sich nun eingesperrt und in seinen Bedürfnissen nicht respektiert fühlt. (Wobei selbst die freudige Beglückwünschung missverstanden werden und ins Auge gehen könnte.) Den weiteren Gesprächsverlauf überlasse ich wieder deiner Phantasie.

In ganz vielen Partnerschaften gibt es ein Nähe-Distanz Problem. Oft ist einer der beiden besonders nähebedürftig und anhänglich, während der andere betont freiheitsliebend ist. Warum das so ist, wissen wir aus dem Polaritätskapitel und man erkennt an der Problematik, dass bei beiden noch Bedarf besteht, auf dieses Thema genauer hin zu blicken.

Ja, bei beiden.

Erstaunlicherweise ist nämlich gerade in der spirituellen Szene – also unter den Menschen, die sich selbst als überdurchschnittlich bewusst bezeichnen – die Meinung sehr stark verbreitet, dass freiheitsliebend viel besser ist, als nähebedürftig. In Letzterem steckt ja schon das „bedürftig“ drin und das ist überhaupt ganz schlecht.

Erst neulich habe ich von einem Mann, der in Österreich mittlerweile als „Guru“ bezeichnet wird, den Satz gehört: *„Wenn meine Partnerin ihre Sexualität auch mit einem anderen Partner auslebt, ist das ihr gutes Recht. Mir nimmt das nichts weg und in mir verändert das nichts. Ganz im Gegenteil, wer seinen Partner wirklich liebt, sollte sich freuen, wenn der andere Freude hat.“*

Grundsätzlich respektiere ich natürlich jedermanns Ansicht, nur glaube ich, dass dieser Satz in den allerseltensten Fällen aus reiner und echter selbstloser Liebe heraus gesprochen wird. Wenn ich Derartiges höre, weckt das in mir eher den Verdacht, dass ich hier jemanden vor mir habe, der nicht bereit ist, sich wirklich tief auf eine andere Person einzulassen, weil ihm das viel zu viel Angst einflößt. Treue erscheint solchen Menschen unnatürlich, erzwungen und als Verzicht.

Aus meiner eigenen Erfahrung ergibt sich Treue ganz automatisch als Folge eines echten gegenseitigen Einlassens. Ich fände es unsinnig, oberflächliche Sexualität mit einer schnellen Affäre gegen die tiefe Intimität und Vertrautheit mit meinem Mann einzutauschen und dabei vielleicht noch beide und mich selbst zu verletzen.

Aber jeder wie er will, solange er es offen kommuniziert und niemand getäuscht wird.

Nur finde ich es nicht richtig, Nähe generell mit Bedürftigkeit zu assoziieren und ein Sich-nicht-einlassen-können als Freiheitsliebe zu titulieren.

Derjenige, der sich schnell eingesperrt fühlt, ist genauso im Unfrieden mit dem Nähe-Distanz-Thema wie der, der nicht gerne alleine ist. Und weil die Seele ja so gerne lernt und übt, finden sich eben oft zwei solche zusammen, die auf den ersten Blick so gegensätzlich scheinen und doch in Wahrheit das gleiche Problem haben.

Ich erinnere mich auch noch gut an eine Diskussion mit einem schwer erleuchteten Buddhisten im Rahmen eines spirituellen Gesprächsabends, bei dem es um Beziehungen ging. Er erklärte uns dermaßen ruhig und bestimmt, so dass man fast hätte drauf reinfallen können, dass er es leider nicht mehr tolerieren könne, dass eine Partnerin an ihn Erwartungen wie Treue stelle. Er bräuchte jemanden, der die notwendige Reife besäße, zu verstehen, dass er sich dem Fluss des Lebens hingeben müsse, und der zu bedingungsloser Liebe fähig sei.

Klingt gut, ist aber aus meiner Sicht nicht konsequent bis zum Ende durchgedacht. Es ist nämlich auch eine Erwartung zu erwarten, dass der andere keine Erwartungen hat.

Wenn zu bedingungsloser Liebe gehört, dass ich meinen Partner auch dann liebe, wenn er Sex mit anderen hat, ihn aber dann nicht mehr liebe wenn er sich Treue wünscht, dann habe entweder ich da was missverstanden oder mein damaliger Gesprächspartner.

Für mich offenbart eine derartige Äußerung in erster Linie die Unfähigkeit damit umzugehen, wenn der andere mir seine verletzlichen Stellen zeigt. Es drückt aus:
„Zeige mir deine Wunden nicht, sonst tun mir meine Wunden weh und ich möchte lieber so tun, als hätte ich keine."

Oder anders ausgedrückt:
„Drück bloß nicht auf meine Knöpfe drauf."

Das ist zwar ein verständlicher Wunsch, aber für denjenigen, dem gerade selbst auf den Knopf gedrückt wurde und der voll im Drama ist, ist der nicht leicht zu erfüllen.

Und das ist ja auch sehr sinnvoll, weil sich beide Partner ihrer verdrängten Konflikte und Schmerzen bewusst werden sollten. Auf der Seelenebene führen wir ja in erster Linie deswegen eine Beziehung, weil wir uns weiterentwickeln wollen.

Mit Schmerzvermeidung kommen wir nicht weiter, ganz im Gegenteil, je mehr wir den Schmerz vermeiden wollen, umso mehr wird er uns nachlaufen. Vielleicht genau der Grund, warum Dramaspiralen zu unterschiedlichen Themen in jeder Beziehung immer wieder ablaufen.

Die Haltung *„Wenn du dich so verhältst, geht es mir nicht gut, also verhalte dich bitte anders"*, ist eine Opferhaltung und geradezu absurd.

Mir geht es nicht gut, also musst **du** was ändern. (Diesen Satz hast du in diesem Buch schon gelesen.) Das klingt ganz nüchtern betrachtet nicht sehr logisch, oder?

Solange wir das aber nicht verstehen wollen, werden wir weiterhin zum Üben aufgefordert und bekommen dieselbe Gelegenheit immer und immer wieder dargeboten.

Erleichterung erfolgt durch die Annahme des eigenen Schmerzes und der des anderen. Insgeheim sehnen wir uns alle danach, auch dann angenommen zu werden, wenn wir uns nicht von unserer besten Seite zeigen. Ich glaube, dass sich ganz viele Menschen deswegen unbewusst geradezu zwanghaft daneben benehmen, weil sich ihre Seele verzweifelt nach der Erfahrung sehnt, mit allen Fehlern angenommen zu werden. Und weil man auf der Wippe ja gerne von einer Seite zur anderen hüpft, wird der Ausgleich dadurch hergestellt, dass man sich mindestens ebenso oft verstellt und verbiegt, nur um anderen zu gefallen. Die Mitte ist mehr Ehrlichkeit. Offen aussprechen, was wirklich in mir vorgeht.

In Beziehungen ist das aber nicht erwünscht. Man macht die Erfahrung, wenn ich ehrlich bin, beginnt die Dramaspirale. Es kommt nicht gut an, wenn ich zeige, dass ich verletzt bin. Zum Beispiel, wenn mein Partner ohne mich ausgeht. Also versuche ich es zu unterdrücken und wenn mir das dreimal gelungen ist, hat sich in mir so viel Schmerz angestaut, dass ich beim vierten Mal explodiere.

Es ist vollkommen unsinnig, sich zu verstellen und seine wahren Gefühle zu verbergen. Die Absicht ist zwar, die Beziehung zu schonen, aber in Wahrheit schadet man ihr. Es mag zwar sein, dass es eine gewisse Zeit lang funktioniert, heraus kommt dabei allerdings ein geheuchelter Friede und ein Verhältnis ohne echte Vertrauensbasis, in der jeder Einzelne einsam ist, weil er seine Probleme mit sich selbst ausmachen muss.

Wenn ich allerdings möchte, dass ich offen alles äußern kann und mir mein Gegenüber trotzdem wohlgesonnen bleibt, muss ich dasselbe natürlich auch geben.

In den meisten Partnerschaften herrscht jedoch eine oberflächliche Scheinharmonie, in der beide versuchen, ihre Schwächen zu verbergen und das auch vom anderen erwarten. Wird die Erwartung nicht erfüllt, bricht das Drama aus. Schließlich ist der andere dazu da, meine Erwartungen zu erfüllen, oder?

Kannst du erkennen, was ich damit meine?

Wie könnte also oben beschriebene Situation aussehen, wenn in einer Beziehung gemeinsam daran gearbeitet wird, ein tiefes und ehrliches Verhältnis aufzubauen, in dem irgendwann womöglich bedingungslose Liebe einkehrt?

Zum Beispiel so: Der eine – nehmen wir also an der Mann – äußerst seinen Plan, mit Freunden auszugehen. In der Frau entsteht ein Schmerz. Sie empfindet ihn und erkennt ihn als ihren eigenen. Ohne Vorwürfe und in freundlicher Tonlage äußert sie etwas Ähnliches wie „Puh, das löst in mir jetzt wieder diese Angst vor dem Alleingelassen werden aus."

Der Mann sieht jetzt keinen Grund sich bevormundet zu fühlen und kann seine Frau in den Arm nehmen und ihr versichern, dass er sie liebt und vielleicht auch, dass sie ihn ja jederzeit anrufen kann an diesem Abend. Die Frau fühlt sich in ihrem Schmerz angenommen und hat so von sich aus eine viel größere Motivation, an ihrem Konflikt zu arbeiten. Dadurch, dass sie sich geliebt fühlt, kann sie ihrem Mann seinen Männerabend gönnen und wird ihn nicht mit Anrufen belästigen.

An dieser Stelle sei erwähnt, dass ich dieses Szenario sehr wohl auch sehr oft mit vertauschten Rollen höre, vor allem dann, wenn es gemeinsame Kinder gibt. Nicht nur einmal habe ich es bei einem Mädelsabend erlebt, dass eine meiner Freundinnen unbedingt früher als geplant nach Hause kommen musste, weil eines der Kinder unruhig war oder scheinbar plötzliche starke Bauchschmerzen hatte.

Zurück zum obigen Beispiel. Vielleicht läuft es auch nicht ganz so optimal, wie beschrieben, sondern die Frau fällt so stark in ihr Drama, dass sie sich nicht zurückhalten kann und vielleicht erwidert: „Das wird ja immer öfter in letzter Zeit. Du warst doch schon vorletzte Woche ..."

Selbst dann könnte die Dramaspirale immer noch aufgehalten werden, wenn der Mann daraufhin nicht sofort in die gleiche Falle tappt und sich daran erinnert, dass er da gerade auf einen wichtigen Knopf seiner Liebsten gedrückt hat. Er nimmt es nicht persönlich und kann trotzdem in einer liebevollen Haltung ihr gegenüber bleiben, sie in den Arm nehmen oder Ähnliches.

Er weiß, dass sie sich bald daran erinnern wird, dass ihr Schmerz nichts mit seinem Verhalten zu tun hat und dass er ihr sehr hilft, den Konflikt dauerhaft beizulegen, wenn er sie nicht dem Druck aussetzt, ihn nicht zeigen zu dürfen. Ebenso weiß er, dass seine Frau dafür das nächste Mal liebevolles Verständnis zeigen wird, wenn er überreagiert, weil sie sich seiner Meinung nach zu freundlich mit einem Kollegen unterhalten hat.

Bitte versteh mich richtig. Keiner der beiden soll sich hier verstellen. Keinesfalls sollte der Mann darauf verzichten, mit seinen Freunden Männerabende abzuhalten. Das ist sein gutes Recht. Ebenso ist es aber das gute Recht seiner Frau, deswegen verletzt zu sein und das auch zu äußern. Sie ist es ohnehin, sie hat keinen Knopf mit dessen Hilfe sie es abstellen könnte. Und je mehr er das von ihr erwartet, umso weniger wird es klappen. Gleiches gilt natürlich immer auch umgekehrt, wenn ich die Beispiele mit Mann und Frau hier so gewählt habe, passiert das ganz ohne Hintergedanken.

Neben dem Coaching führe ich in meiner Praxis auch spirituelle Heilarbeit durch. Hierbei verbinde ich mich mit dem Menschen und mit der höheren Energie in mir und um uns herum und übertrage mit Hilfe sanfter Berührung bedingungslose Akzeptanz.

Das Gefühl, dass da nichts ist, was repariert werden müsste. Alles ist perfekt. Egal wie es aussieht. Egal wie es sich manchmal anfühlt. Nur die Akzeptanz kann bewirken, dass sich etwas auflösen kann. Solange Kampf im System ist, kann keine Heilung erfolgen.

Ich habe schon oft die Frage gestellt bekommen, ob man heilen kann. Es hieße doch immer, jeder könne nur aus sich selbst heraus heilen.

Bis zu einem gewissen Grad stimmt das auch. Aber ihr wisst ja schon, dass für mich immer alles halb falsch und halb richtig ist und dass ich viel von Eigenverantwortung halte. Da die Krankheit für denjenigen ein Auftrag ist, den sie betrifft, sollte die Initiative in jedem Fall von ihm ausgehen.

Das heißt aber nicht, dass wir uns nicht auch gegenseitig helfen können. Wozu hätten wir uns sonst alle hier gemeinsam inkarniert? Du hast sicher auch schon die Erfahrung gemacht, dass man Stimmungen auf jemanden anderen übertragen kann. Man kann andere mit Angst infizieren, mit schlechter Laune oder mit Nervosität, aber eben auch mit Enthusiasmus und Freude. Und natürlich kann auch liebevolle Akzeptanz weitergegeben werden. Wenn zwei Menschen sich in einem Raum befinden, sich womöglich noch berühren, werden ganz automatisch Schwingungen weitergegeben und die Stimmungen passen sich einander an. Wenn einer von beiden im Weitergeben besonders geübt ist und sich der andere bestmöglich entspannt, so wie es in der Praxissituation der Fall ist, funktioniert es besonders gut. Die liebevolle Akzeptanz, die für die Heilung notwendig ist, zu der der im Drama gefangene Mensch aber selbst keinen Zugang findet, wird einfach übertragen. So kann einer dem anderen dabei helfen, ganz zu werden.

In einer tiefen liebevollen Beziehung passiert das automatisch. Wenn ich merke, dass es da jemanden gibt, der mich genauso wie ich bin von Herzen liebt, fällt es mir um so Vieles leichter, mich auch selbst besser anzunehmen. Heilung geschieht, weil die größte heilende Kraft die Liebe ist.

Die Dramaspirale verliert ihren Schrecken, wenn man sich zum Ziel setzt, dass der andere helfend zur Seite steht und die Hand reicht, wenn einer in den Schmerz fällt.

Manchmal wird es nicht gelingen, weil die Dynamik doch zu eingefahren ist und man sich gegenseitig ansteckt. Dann ist es auch ein großer Fortschritt, nach wieder eingekehrter Ruhe gemeinsam oder auch jeder für sich in die Eigenverantwortung zu gehen, dem anderen für die Lernmöglichkeit zu danken und sich vorzunehmen, das nächste Mal noch liebevoller mit sich selbst und dem anderen umzugehen.

Selbstvorwürfe sind genauso wenig sinnvoll wie Schuldzuweisungen. Und mit Verbissenheit erreicht man gar nichts. Nach und nach wird es aber immer besser funktionieren, dass nur noch einer ins Loch fällt und der andere draußen bleibt. Irgendwann bleibt das Drama schließlich vielleicht ganz aus oder kommt nur noch alle heiligen Zeiten vorbei.

Erwarte also nicht von deinem Partner, dass er seine Konflikte versteckt. Zeige ihm stattdessen, dass er dir vertrauen kann und sich dir ganz offenbaren darf. Erwarte nicht, dass er darauf verzichtet, Dinge auszusprechen, die dich verletzen. Sei dankbar, dass er alles mit dir teilt, auch das, wofür er sich vielleicht schämt.

Freue dich, dass er dich auf deine verdrängten Konflikte aufmerksam macht, dass du sie präsentieren darfst und er (oder sie natürlich, bitte verzeiht dass ich das nicht immer dazu schreibe) an deiner Seite steht, wenn du daran arbeitest, sie zu akzeptieren.

Versuche nicht, Schmerzen aus dem Weg zu gehen. Schmerzen gehören zum Leben. Sie machen dich lebendig und treiben dich an, dich weiter zu entwickeln. Kraftvoll bist du nicht dann, wenn du den Schmerz vermeidest, sondern wenn du gelernt hast, ihn auszuhalten und mit ihm umzugehen. Ganz ohne im Außen nach Verantwortlichen zu suchen.

Ich verspreche dir, du wirst in deiner Beziehung eine nie gekannte Tiefe finden.

Bedingungslose Liebe

Spirituelle Richtungen aus der ganzen Welt reden von der bedingungslosen Liebe als großem Entwicklungsziel. Es hört sich wunderbar an, doch was bedeutet das eigentlich konkret und wie komme ich dorthin oder zumindest in die Nähe?

Jemanden genau so zu lieben wie er ist, in jeder Lebenslage, mit all seinen Unzulänglichkeiten, das gelingt den meisten nicht einmal mit sich selbst, aber an Paarbeziehungen werden sehr hohe Erwartungen geknüpft. Man wünscht sich Harmonie und wenn die gestört ist, steht sofort die Frage im Raum: *„Habe ich womöglich den völlig falschen Partner?"*

Wieso sollte mir mein Lebensgefährte nicht auf die Nerven fallen, wenn ich mir sogar selbst im Weg stehe? Wäre doch völlig unlogisch.

Aber es ist wirklich keine ganz leichte Übung, in der Beziehung bedingungslos zu lieben. Wenn man zurückdenkt an die Wippe, ist es sehr oft so, dass der oder die Liebste ein Thema ins Leben zurückbringt, das man selbst rausschieben wollte und das ist nicht angenehm. Dadurch werden Knöpfe gedrückt und Emotionen ausgelöst. Man steht zu zweit auf einem Brett und jedes Mal, wenn der eine sich ein klitzekleines Stückchen bewegt, kommt auch der andere ins Wackeln und der nächste Konflikt ist schon wieder vorprogrammiert.

Für mehr Ausgeglichenheit im eigenen Leben zu sorgen, wird auch das zwischenmenschliche Verhältnis verbessern. Eine Beziehung ist umso glücklicher, je näher die Beteiligten an ihrer Mitte sind. Ganz in der Mitte hat aber nur einer Platz, deswegen ist der letzte Schritt, dass einer von beiden vom Brett runter springt.

Am allerglücklichsten sind also die Verbindungen, bei denen jeder für sich ausgeglichen ist und es überhaupt keine Abhängigkeiten gibt. Jeder bildet ein eigenes System, steht in den unterschiedlichen Lebensthemen auf einem eigenen Brett, ist für sich selbst glücklich und zieht andere glückliche Menschen an. Man missbraucht den anderen nicht dazu, sich selbst zu vervollständigen und projiziert dadurch auch nicht ständig Erwartungen in ihn hinein. Bedingungslose Liebe wird dadurch erst möglich.

Bei den meisten Paaren ist es so, dass es Bereiche gibt, in denen bereits getrennte Systeme herrschen und andere, in denen es noch starke Abhängigkeiten und Projektionen gibt. Als Übung kannst du deine Beziehung einem Check unterziehen. Wie schaut es bei euch aus, z.B. bei den Finanzen?

Ist einer sparsam und einer verschwenderisch oder seid ihr beide in eurer Mitte? Wie ist es bei der Ordnungsliebe, beim Bedürfnis nach Nähe oder nach Kontrolle? Bleibt einer stets ruhig, während der andere hektisch ist oder wechselt ihr euch ab?

Dass du schon dein eigenes Brett hast, merkst du ganz eindeutig daran, dass es dich nicht emotional berührt, wie sich der andere verhält. Und das Beste daran ist wirklich, dass du diesen Weg völlig alleine gehen kannst. So beliebte Sätze wie *„Ich wäre ja bereit, aber mein Partner ist noch nicht so weit und deswegen ist es schwer etwas zu ändern“*, sind sowieso eine Illusion und werden völlig hinfällig.

Man braucht den anderen nicht dazu, die eigene Mitte zu finden. Wir haben ja schon darüber gesprochen, dass es wenig erfolgversprechend ist, jemandem mit Lernprozessen nachzulaufen, denn davon hängt das eigene Seelenheil nicht wirklich ab. Jeder für sich kann sich dazu entscheiden, aus dem Spiel auszusteigen, er muss sich noch nicht einmal erklären.

Damit es auch ganz sicher nicht zu Missverständnissen kommt: Wenn ich davon spreche, dass einer der beiden Partner die Wippe verlässt, rede ich nicht von einer Trennung. Ganz im Gegenteil, die Beziehung wird dadurch ziemlich sicher an Qualität gewinnen. Ich meine damit lediglich, dass einer oder alle zwei sich dazu entschließen, nach eigener Ausgeglichenheit zu streben. Ganz selbständig, ohne den anderen zu überreden mitzumachen, womöglich sogar ohne es ihm überhaupt zu erzählen. Solltest du diesen Entschluss für dich treffen, kümmerst du dich ab jetzt nur noch um deine eigenen Lernprozesse und übernimmst wieder selbst die Verantwortung für deine Entscheidungen und Gefühle.

Wenn du vom Brett springst, kann es sein, dass dein Partner erst mal gehörig ins Schwanken gerät und sich an die neue Situation gewöhnen muss. Dies wird ihm umso leichter gelingen, wenn von außen (also von dir) nicht ständig irgendwelche Ratschläge und Erwartungen an ihn herangetragen werden. Wenn er sich schließlich vom ersten Schock erholt hat, wird er sich vielleicht selbst um Ausgleich bemühen, vielleicht wird er sich aber auch jemand anderen suchen, der mit ihm wippt.

Mit deiner neuen Unabhängigkeit wird das aber nicht mehr dein Problem sein. Wenn doch, ist es nur ein Indiz, dass du noch nicht wirklich frei bist. Auch nicht schlimm, dann heißt es einfach weiter üben.

Wer es erstmal geschafft hat, in sich ausgeglichen zu sein, wird es nicht mehr missen wollen. Solange da noch ein Zweiter mit mir auf der Wippe ist, kann ich mich der Mitte nur annähern, wirklich erreichen kann ich sie nicht. Stehe ich aber alleine dort, kann ich auch mal kräftig nach links und rechts ausschreiten, ohne dass etwas Schlimmes passiert, solange ich mich beizeiten auch wieder in die andere Richtung orientiere. Ich bin stets unabhängig und mein Seelenfrieden hängt nicht davon ab, wie sich andere verhalten, während ich auf einem Gemeinschaftsbrett immer im Auge behalten muss, was der Zweite tut. Das führt weiter dazu, dass ich Erwartungen an ihn habe und wenn er diesen Erwartungen nicht gerecht wird, schwindet umgehend meine ganz und gar nicht unbedingte Zuneigung.

Doch auch, wenn man es ein bisschen üben muss, aus der so liebgewonnenen Projektion und dem Hin- und Herschieben von Verantwortlichkeiten auszusteigen, das Gefühl der bedingungslosen Liebe zu empfinden, brauchen wir nicht zu lernen. Jeder von uns ist von Geburt an dazu in der Lage.

Das ist eine Botschaft, die es wirklich wert ist, sie einmal auf sich wirken zu lassen.

Fast alles, was du in deinem Leben erreichen möchtest, musst du in Theorie und Praxis erlernen und danach oft im Laufe vieler Jahre durch Wiederholung verfeinern. Wirkliche Meisterschaft wirst du nur in Einzelfällen erlangen.

Bei der bedingungslosen Liebe ist das anders. Du bist bereits Meister darin.

Viele Menschen kennen das aus der Beziehung zu ihren Kindern oder Haustieren. Doch warum fällt es uns so leicht, unseren Hund zu lieben, selbst wenn er offensichtlich neurotisch ist, alle anderen Hunde ankläfft und unsere Schuhe zerbeißt? Und warum können sich unsere Kinder so unendlich viel herausnehmen, ohne dass wir nur ein einziges Mal daran denken, sie ins Kinderheim zu bringen? Gerade Babys muss man wegen ihrer Unschuld einfach lieben und ihr bloßer Anblick treibt Vielen die Tränen der Rührung in die Augen.

Ich erinnere mich an eine Situation vor wenigen Tagen mit Luzi, meiner Pudelhündin. Sie ist eine unglaubliche Diva und die unbestrittene Chefin im Haus. Selbstverständlich schläft sie in unserem Bett und nimmt jeden Abend mindestens eines ihrer Kuscheltiere zum Schlafen mit. An jenem Abend hatte sie das scheinbar vergessen, drehte sich immer wieder unruhig im Kreis und blickte suchend herum. Dann blieb sie vor mir stehen und schaute mir lange direkt in die Augen. Eine eindeutige Aufforderung für mich, dass ich jetzt ins Wohnzimmer zu gehen hatte, um ihr ein Schlaftier zu holen. Keine Frage, dass ich sofort aufstand und ihren Elch suchte, den ich ihr stolz im Schlafzimmer präsentierte, wo sie sich endlich hingelegt hatte. Der Blick den ich erntete, als ich ihn ihr vor die Schnauze hielt, war unbeschreiblich abfällig und arrogant. Begleitet von einem hässlichen, grunzenden Geräusch teilte er mir unmissverständlich mit, dass ich sogar zu blöd war, das richtige Kuscheltier zu holen. Dann drehte sie mir den Rücken zu.

Mein Mann und ich sahen uns kurz an und lachten schallend. Es war zu komisch. Wenn aber einer von uns mit dem anderen so umgegangen wäre, hätte das sicher kein Gelächter sondern wahrscheinlich ein handfestes Drama zur Folge gehabt.

Der Hund darf so sein, wie er ist. Das ist sein gutes Recht und so wird er geliebt. Wir freuen uns, wenn er glücklich ist, und wenn er sich absolut unmöglich benimmt, bringt er uns zum Lachen. Wenn wir uns wirklich über ihn ärgern, ist das ganz schnell vergessen, wir tragen ihm nichts nach.

Beim Partner schaut die Geschichte ganz anders aus. Selbst wenn er ein echter Traumtyp ist und uns in vielen Belangen nach Kräften unterstützt, ein falsches Wort von ihm kann ausreichen und man kann tagelang vergessen, dass da eigentlich sowas wie Liebe ist. Er ist schließlich dafür da, unsere Bedürfnisse zu erfüllen und uns glücklich zu machen, und tut er das nicht, dann gnade ihm Gott. Oft scheint es gerade so, je mehr er sich bemüht, umso mehr werden ihm auch die ganz kleinen Fehler angekreidet.

Ist es nicht auffällig, dass wir uns gerade dort mit der bedingungslosen Liebe am leichtesten tun, wo wir vollständig und freiwillig auf Erwartungen verzichten, weil wir uns einfach nichts erwarten können?
Diese Tatsache ist ein wichtiger Hinweis, eine Einladung zu einer lebensverändernden Erkenntnis.

Wir könnten ganz einfach unsere Erfahrungen mit Kindern oder Tieren übertragen und begreifen, dass nicht diese Wesen es sind, die uns glücklich machen, sondern die bedingungslose Liebe **in uns**, die wir für sie empfinden. Das Glück kommt niemals von außen.

In der Beziehung schneidet uns nicht der Partner mit seinem Verhalten von diesem wundervollen Gefühl ab, sonders wir selbst mit unseren Erwartungen an ihn, die wir beständig nach oben korrigieren, je mehr er ihnen entspricht.

In was für einem widersinnigen Blödsinn haben wir uns da verfangen?

Um heraus zu kommen, ist es wichtig, sich das bewusst zu machen. Immer und immer wieder.

Uns selbst das zu geben, was wir brauchen, der oder die zu sein, die wir sein wollen und unseren Blick wegzuwenden von dem, was uns stört, hin auf das, was uns heilt. Auf die Liebe.

Auf die Liebe, die wir nur in uns selbst finden können, auch wenn uns zahlreiche Weggefährten tatkräftig bei der Suche unterstützen.

Ich bin sehr dankbar, dass ich nach vielen Jahren mit sehr eingeschränkter Liebesfähigkeit nun einen viel leichteren Zugang habe. Durch meine wunderbare Arbeit als Heilerin und Coach werde ich selbst jeden Tag ein Stück heiler. Die Menschen, die mir das Vertrauen schenken, ihre Probleme mit mir zu teilen und mich tief in ihre Seele blicken lassen, öffnen mein Herz und berühren mich. Beständig ersetzen ihre vielen Geschichten in mir oberflächliche Bewertung und Arroganz durch Respekt, Verständnis, Mitgefühl und Verbundenheit.

Ich möchte aber keinesfalls behaupten, dass ich das Bedingungslose-Liebe-Ding immer hinkriege. Wie gesagt, gerade in der Paarbeziehung ist es eine echte Herausforderung.

Sehr oft ist die tiefe Liebe auch einfach nur unter den ganzen Erwartungen verborgen und man merkt erst dann, dass sie da ist, wenn es zu spät ist.

Ich denke da an meine Scheidung. In all dem Scheidungs-Hackmack, dem ganzen Schmerz, der unglaublichen Angst vor dem was kommt, inzwischen all den Streitereien ums Geld, ist mir in einem ruhigen Moment plötzlich klar geworden, wie tief ich meinen Exmann durch all die vielen Emotionen hindurch liebte und dass nichts von all dem, was wir uns da gerade lieferten, das ändern würde. Es spielte gar nicht wirklich eine Rolle, wieviel Geld ich bekam, ob er eine neue Freundin hatte und ob er das Haus verkaufen würde.

Ich wusste bereits wer er war. Ich kannte all seine wunderbaren Eigenschaften, genauso wie seine Macken, und ich wusste um die Rolle, die er in meinem Leben gespielt hatte. Womöglich sogar schon in den Leben davor.

Wir hatten 13 Jahre in tiefer Verbundenheit hinter uns, mit unzähligen Erlebnissen positiver und negativer Art. Das wollte ich nicht vergessen und das würde ich nicht vergessen.

So lange Zeit hatte er sich bemüht, meine Bedürfnisse bestmöglich zu erfüllen und jetzt, wo er damit aufgehört hatte, empfand ich eine Dankbarkeit, von der ich mir wünschte, ich hätte sie früher gespürt. So vieles von dem, was er tat, hatte ich einfach für selbstverständlich genommen und der Fokus meiner Aufmerksamkeit war viel mehr darauf gerichtet, was zwischen uns nicht funktionierte.

Lange Zeit habe ich das bedauert und mit mir gehadert, doch dann habe ich mich entschlossen, nach vorne zu blicken und das Geschenk dieser Erfahrung zu betrachten und zu nützen für das, was noch kommen sollte.

Heute bemühe ich mich, meine Ehe bewusster zu führen.
Ich genieße es sehr, wenn in Situationen, in denen ich mich früher grün und blau geärgert hätte, auf einmal dieses innere Lächeln in mir aufsteigt und der Gedanke: *„Du kannst ruhig versuchen, mich zu ärgern, aber ich weiß, wer du bist und ich liebe dich."*

Ich lege es nicht mehr in erster Linie darauf an, dass mein Partner meine Bedürfnisse befriedigt. Ich sehe sogar einen gewissen Reiz darin, wenn er es nicht tut. Einerseits, um auf eine tiefere Ebene der Liebesbeziehung vorzudringen, die nicht von solchen Oberflächlichkeiten abhängt und andererseits, weil es mich vorwärts bringt, wenn ich mir meine Wünsche selbst erfülle. Manchmal trete ich aber auch ganz bewusst zurück und lasse mich davon überraschen, wie bereichernd es sein kann, wenn etwas nicht auf meine Art geschieht.

Ich bin nicht mehr so bedürftig wie früher, weil ich mich auch selbst viel mehr schätze. Mein Seelenfrieden hängt einfach nicht mehr so stark davon ab, dass der andere in jedem Moment das Richtige sagt und tut. Erwartungen haben, glaube ich, immer auch etwas mit Bedürftigkeit zu tun. Das, was ich mir selbst nicht geben kann, versuche ich vom anderen zu bekommen. Und das was ich gebe, möchte ich natürlich zurück.

So oft wird in Beziehungen ständig aufgerechnet und man präsentiert sich gegenseitig irgendwelche Quittungen. *„Ich tue das und das und das für dich und du kannst nicht mal ..."*

Kommt dir das bekannt vor?

Also mir schon. Ich war den Großteil meines Lebens ein Weltmeister im Aufrechnen und unterm Strich war immer eines klar: Ich bin wieder mal zu kurz gekommen.

Schon von meinen Eltern habe ich zu wenig Aufmerksamkeit bekommen und zu wenig Zuwendung in materieller und immaterieller Form, natürlich ganz im Gegensatz zu meinem Bruder. Mein Exmann hatte viel zu wenig Zeit für mich, wenn ich eingeladen war habe ich nie so ein gutes Essen bekommen wie das, was ich angeboten hatte und für meine Freundinnen tat ich mehr als sie für mich. (Natürlich kann ich nur aus meiner Sicht sprechen.)

Als ich begann, an mir zu arbeiten und stärker in die Eigenverantwortung zu gehen, ließ das zwar nach, aber ich gebe zu, dass es noch gar nicht so lange her ist, dass ich den Rechnungsblock, den ich unbewusst immer dabei hatte, endlich weggelegt habe. Ausschlaggebend war ein erhellendes Erlebnis in einer der vielen schlaflosen Nächte nach meiner Scheidung. Ich wälzte mich im Bett herum und tat mir selber leid. Ich war einsam, vor allem aber hatte ich finanzielle Sorgen. Nach 13 Jahren Luxusleben hatte ich keinen blassen Schimmer, wie ich meine Zweizimmerwohnung bezahlen sollte. Ich verfluchte meinen Exmann, der natürlich daran schuld war, dass ich bei unserer Trennung so schlecht ausgestiegen war und meine Eltern, die überhaupt keine Anstalten machten, mir zu helfen. Wie ungerecht doch alles war.

Wie ich da so im Selbstmitleid badete und wirklich ganz und gar nicht auf der Suche nach einer konstruktiven Problemlösung war, traf mich die Erkenntnis aus heiterem Himmel. Es war wie eine Stimme, die zu mir sprach.

„Wie klein und bedürftig bist du eigentlich noch? Und warum zum Teufel gefällst du dir so in dieser Rolle? Du bist fast 40 Jahre alt und glaubst tatsächlich, dass jemand anderer für deinen Lebensunterhalt aufkommen sollte? Bist du noch zu retten? Kannst du mir einen einzigen Grund sagen, warum du das nicht selber kannst? Du hast so viel mehr bekommen als viele andere. Dein Exmann hat dir dein Studium finanziert und dir viele Jahre lang jeden Wunsch erfüllt. Warum überlegst du dir nicht, wie du ihm das zurückzahlen kannst, anstatt dich zu ärgern, dass er dich nicht lebenslang durchfüttert? Und deine Eltern geben dir auch zu wenig? Wie wär´s wenn du ihnen etwas gibst? Kauf ihnen was Schönes!
Wäre alles nicht hundertmal besser, wenn du der wärst, der etwas zu geben hat? Möchtest du dort nicht vielleicht endlich einmal hinkommen?"

Du kannst dir nicht vorstellen, von was für einem unglaublich beglückenden Gefühl diese Worte in meinem Kopf begleitet wurden. Mein ganzer Frust war einer überwältigenden Euphorie gewichen. Das war es. Genau das wollte ich. Selbst mein Potenzial zu entfalten, an mich zu glauben und etwas zu erschaffen, war nicht hundertmal besser, sondern millionenfach besser, als da mal einen Hunderter und dort vielleicht einen Tausender zugesteckt zu bekommen. Ich habe keine Ahnung, warum es so lange gedauert hat, bis ich da drauf gekommen bin.

Ich schmiss also mit Genuss meine Ansprüche und meine Bedürftigkeit aus dem Fenster und es begann sich tatsächlich etwas zu verändern. Mittlerweile habe ich nicht nur wirklich einiges auf die Beine gestellt, ich habe von allen Seiten und allen voran auch von meinen Eltern mehr Unterstützung erfahren, als ich mir jemals erträumt hätte.

Alles hat seinen Sinn, auch wenn Erwartungen enttäuscht werden. Man wird ent-täuscht, das heißt man wird aufmerksam gemacht, dass man sich auf keinem guten Weg befindet, indem man sich selbst klein hält und von anderen abhängig macht. Und das was kommt, wenn man den Ball auffängt und was draus macht, ist mit hoher Wahrscheinlichkeit noch viel, viel schöner als das, was man sich vor der Ent-täuschung gewünscht hat.

„Doch kann man sich wirklich nichts erwarten? Zumindest ein paar Grundbedingungen müssen doch erfüllt sein, oder?“, werde ich oft gefragt.

Es ist sicher eine gute Sache, sich offen und ehrlich darüber auszutauschen, was man mag und was man nicht mag. Es bleibt jedoch trotzdem eine Tatsache, dass man vom Anderen meistens das erwartet, was man sich selbst nicht geben kann.

Ein Beispiel: Stell dir vor, du bist dir in einer Sache unsicher. Du wirst andere Leute um ihre Meinung diesbezüglich fragen und wenn dir drei von ihnen den gleichen Tipp gegeben haben, der für dich auch noch stimmig erscheint, wirst du dich sicherer fühlen. Fragst du aber drei Leute und jeder rät dir etwas anderes, bist du noch unsicherer.

Bist du dir in einer Angelegenheit ganz sicher, wirst du niemanden fragen und selbst wenn dir zehn Leute sagen, dass das ein Blödsinn ist, es wird dich nicht stören.

Sich im Außen zu suchen, was im Innen gerade nicht verfügbar ist, ist absolut menschlich, aber es ist nur eine sehr kurzfristige Hilfe. So ähnlich, wie wenn du eine Kopfschmerztablette nimmst. Im Moment ist es besser, aber wenn der Wirkstoff abgebaut ist, hast du das gleiche Problem wie vorher. Und es ist eine wackelige Angelegenheit, denn wenn nach den dreien, die sich einig waren, einer kommt, der mit guten Argumenten etwas anderes behauptet, stehst du wieder da.

Die Wahrheit ist, dass das, was du unbedingt brauchst, auf die Dauer nur aus dir selbst entstehen kann. Lebst du etwas dagegen selbst, ist es dir nicht mehr so wichtig, wie es andere damit halten. Gerade bei den sogenannten Prinzipien, ist es dagegen sehr oft so, dass vom anderen das erwartet wird, was man selbst in der Theorie zwar für gut befindet, aber in der Praxis nicht so wirklich gut umsetzen kann. Ganz nach dem Motto:

„Ich habe Prinzipien und die möchte ich umgesetzt sehen. Am liebsten von dir. Wenn du es kannst, kann ich es vielleicht auch."

Schau dich mal um unter den Prinzipienreitern in deinem Umfeld.

Ich erinnere dich auch noch einmal an das Beispiel von Hund oder Baby. Erwartungen schneiden dich womöglich von viel berührenderen Erfahrungen ab. Du begrenzt dich dadurch.

Und schließlich gilt wieder im Sinne der Polarität: Je mehr du etwas haben willst, umso größer ist die Wahrscheinlichkeit, dass du gerade das nicht bekommst.

Vielleicht nimmst du dir einfach vor, ein paar Tage lang bewusst auf deine Ansprüche zu verzichten und beobachtest, was passiert. Schließlich kannst du ja immer zu ihnen zurückkehren. Wenn jemand sich anders verhält, als du es dir wünschen würdest, kannst du zum Beispiel denken:

„Alles was ich brauche, trage ich in mir. Ich befreie dich von der Verantwortung für mein Wohlbefinden und meine Gefühle und respektiere dich ganz so, wie du bist.“

Schmeiß auch den geistigen Rechnungsblock weg. Er behindert dich nur. Das, was du mit offenem Herzen gibst, kehrt ganz bestimmt vervielfacht zu dir zurück, ganz ohne dass du dich darum kümmerst. Wenn auch vielleicht manches Mal aus einer anderen Richtung. Und sollte es wirklich so sein, dass du unterm Strich einmal mehr gegeben hast, ist es nicht schön, dass du der bist, der reicher war und mehr zu geben hatte? Reicher an Liebe, Wissen, Aufmerksamkeit, Geld oder was auch immer? Hättest du wirklich lieber tauschen wollen?

Neulich habe ich mich mit einer Frau in einer meiner Veranstaltungen über Flexibilität unterhalten. Sie sagte: „Wenn ich keine Termine habe, kann ich sehr flexibel sein.“
Ich sagte: „Wenn du keine Termine hast, brauchst du nicht flexibel zu sein.“

Wenn alles gut ist, brauche ich kein Vertrauen. Vertrauen brauche ich dann, wenn meine Welt gerade einzustürzen droht.

Wenn ich meinen Partner, meine Freundin, mein Kind, meine Mutter nur dann liebe, wenn er oder sie sich so verhält, wie ich es mir wünsche, wenn meine Bedürfnisse erfüllt sind und kein Schmerzpunkt von mir gedrückt wird, dann ist es keine Liebe.

Wenn mein Gegenüber im Schmerz ist und um sich schlägt, mich womöglich sogar an meinen Schmerz damit erinnert und ich ihn immer noch lieben kann, dann ist es Liebe.
Alles andere ist nur ein Geschäft.

Ich möchte dieses Kapitel mit einem meiner allerliebsten Zitate beenden. Es ist von Hafiz, einem persischen Dichter aus dem 14. Jahrhundert.

„Auch nach all der Zeit sagt die Sonne immer noch nicht zur Erde:
Du schuldest mir was.
Das ist eine Liebe, die den ganzen Himmel erstrahlen lässt."

Den Standpunkt aufgeben

Sehr Vieles vom Inhalt dieses Kapitels habe ich anderswo in diesem Buch schon einmal angesprochen. Trotzdem möchte ich es hier noch einmal wiederholen, zusammenfassen und mit Beispielen belegen, weil ich es einfach für lebensverändernd halte, wenn man sich die Möglichkeit eröffnet, seinen Standpunkt ändern zu können.

Zum Einstieg vielleicht erst einmal eine Geschichte aus meinem Leben, genauer gesagt aus meiner Beziehung.

Wie schon einmal kurz erwähnt, hatte mein Mann eine schwere Kindheit mit einer für ihn vollkommen unberechenbaren Mutter. Aus meiner Sicht ist er deswegen hypersensibel. Er fühlt sich schon angegriffen, wenn ich lange noch nicht das Gefühl habe, ihn überhaupt in irgendeiner Form kritisiert zu haben. Über ein Problem erhitzt zu debattieren, ist für ihn ein Ding der Unmöglichkeit, während es für mich völlig normal ist, mir sogar Spaß machen kann. Ein weiterer typischer Fall für die weiter vorne beschriebene Dramaspirale. In unseren Anfangszeiten war mir das nicht in vollem Ausmaß bewusst, vielleicht wollte ich es auch nicht wirklich wahrhaben. Jedes Mal, wenn ich irgendein heikles Thema ansprach, aktivierte ich sofort seinen größten Konflikt. Und zwar nicht einmal unbedingt mit dem Thema an sich, sondern mit dem bloßen Ansprechen. Er wollte das einfach nicht und drückte das auch sehr klar aus:
„Man muss nicht immer alles sagen, was meinst du, wie oft mir etwas nicht gefällt?"

Wenn ich es doch tat, hörte ich Vorwürfe der Art: „Ihr Weiber seid alle gleich, ihr seid immer unzufrieden und seht nur das Schlechte“, und ähnlich konstruktive Argumente, die mit dem eigentlichen Gesprächsinhalt nicht das Geringste zu tun hatten. Ich hätte mir also eigentlich das Ansprechen diverser Problematiken wirklich sparen können, weil nie aber auch wirklich nie irgendetwas dabei heraus kam. Aber ich konnte es mir nicht sparen.

Ich konnte es nicht, weil ich es für wichtig hielt zu artikulieren, was mich bewegte. Ich wollte keine oberflächliche, geheuchelte, auf Schmerzvermeidung basierende Harmonie, sondern ein gemeinsames Herangehen an gemeinsame Probleme.

Ich wollte auch nicht seinen Schmerz vermeiden, weil ich es für wichtig hielt, dass er sich damit auseinandersetzte. Als glühende Anhängerin und Verbreiterin des Polaritätsgesetzes war ich mir einfach zu sicher, dass wir irgendwann nur noch streiten würden, wenn er so große Angst davor hatte, weil er es damit ja erst anzog. Jeder war doch für seine eigenen Schmerzen verantwortlich und durfte nicht einfach vom anderen verlangen, sie nicht zu aktivieren. Ich war mir sicher, dass wir niemals eine gemeinsame Zukunft haben könnten, wenn ich mich an seine Vorgaben hielt, weil ja deswegen noch lange nicht alles in Ordnung war. Sein Schmerz wurde nur im Verborgenen gehalten und meiner wurde immer stärker, weil ich nicht darüber reden sollte. Das, was er von mir verlangte, ging gegen alles, wovon ich zutiefst überzeugt war, so sehr, dass ich es seit Jahren recht erfolgreich lehrte.

Da war ein echter Knoten in meinem Denken, ich kam einfach nicht weiter, wenn ich darüber nachgrübelte, wie ich mit der Situation umgehen sollte.

Aufgeben wollte ich aber auf keinen Fall, die Liebe zwischen uns war ja da und ich spürte auch, dass ich etwas noch nicht richtig verstand.

Immer wieder ging ich die oben aufgezählten Argumente durch und befand sie für richtig. Aber es gab auch noch andere, wie zum Beispiel das, dass man anderen nicht mit deren Lernprozessen nachlaufen sollte. Das, dass man gerade da Dranbleiben sollte, wenn es schmerzhaft wird, weil hinter dem Schmerz erst die richtig interessanten Geschenke warten und dass es kein Richtig und kein Falsch gab, sondern alles halb falsch und halb richtig war.

Wenn ich ganz ehrlich war, musste ich mir auch eingestehen, dass ich von ihm verlangte, seine Meinung zu ändern und sich seinem Schmerz zu stellen, weil ich genau das nicht tun wollte.

Meine tollen Begründungen dafür, warum ich im Recht war, wurden also von mir selbst ad Absurdum geführt und wurden dadurch nichtig.

Und dann kam mir ein guter Gedanke zu meinem Lieblingssatz *„Willst du die sein, die das tut?“*, von dem ich euch im Kapitel über Veränderungen schon erzählt habe.

Ja, ich wollte die sein, die offen und ehrlich über ihre Probleme sprach und ich wollte sogar die sein, die ab und an auch mal lauter wurde. Oberflächliche Harmonie wollte ich tatsächlich nicht.

Aber eins fiel mir ein, was ich noch viel weniger wollte: Ich wollte keinesfalls die sein, für die es nur eine einzige Möglichkeit gab, mit einer Situation umzugehen. Ich wollte offen sein, vielfältig und flexibel. So wie ich dachte, hing mein Brett auf eine Seite. Es gab nur ein „Richtig“: über Probleme muss ausnahmslos gesprochen werden.

Aber: meinen Schmerz zu artikulieren, ohne mich vor den Konsequenzen zu fürchten, das konnte ich schon, das musste ich nicht mehr üben. Auch mal die Klappe zu halten, tief durchzuatmen und das auf der Zunge Liegende runter zu schlucken, das war neu für mich und ich verurteilte es.

Ein richtiges No-Go war das. *„Runterschlucken ist nicht authentisch!“*, schrie da eine Stimme in mir.

Was für einen netten kleinen Widerstand hatte ich da entdeckt. Ich freute mich ehrlich, weil ich endlich auf einem konstruktiven Weg war. Das Spiel machte mir wieder Spaß, weil ich auf eine neue Ebene gestoßen war. Der Trouble-Shooter hatte sich erneut als Door-Opener erwiesen. Ich war wieder aktiv, kein Opfer mehr und ich freute mich darauf, herauszufinden, was hinter dem Widerstand auf mich wartete.

Die Situation zwischen Karel und mir entspannte sich nachhaltig, ganz ohne, dass ich mit ihm darüber sprach. Ich bemühte mich aufrichtig, seiner Bitte zu entsprechen und wenn es mir einmal nicht gelang und ich doch laut wurde, stellte ich erstaunt fest, dass er ganz anders reagierte. Er verfiel nicht mehr sofort in den Kampfmodus, sondern lachte mich aus oder nahm mich in den Arm. Der größte Erfolg lag für mich aber in meinem Inneren. Es war so angenehm, nicht mehr darum kämpfen zu müssen, meinen Schmerz artikulieren zu dürfen und trotzdem akzeptiert zu werden. Ich wusste, dass ich es konnte und konnte auch drauf verzichten.

Man hat oft das Gefühl, alles sei aus, wenn man das, was man sich so sehr wünscht, nicht mehr weiterverfolgt. Es fühlt sich an wie die totale Kapitulation, vielleicht sogar wie ein Aufgeben der eigenen Identität.

Doch woher wissen wir, was wirklich passiert, wenn wir bereit sind, unseren Standpunkt zu verlassen? Wer sagt, dass wir unser Ziel dann für immer aufgeben müssen? Womöglich ist genau das momentane Loslassen das, was es braucht, um den Durchbruch zu erreichen. Verbissenheit ist so starr und fühlt sich nicht gut an. Wenn ich eins gelernt habe, dann darauf zu achten, wie sich die Dinge für mich anfühlen. Nachgeben ist so eine Erleichterung, stellt den Fluss wieder her und öffnet neue Perspektiven.

Erst letzte Woche habe ich mich seit längerem wieder mit einer Freundin getroffen, die mir erzählte, dass sie sich nach mehr als 20 Jahren nun von ihrem Mann trennen wolle, weil ein paar für sie sehr essentielle Bedürfnisse in dieser Partnerschaft nicht erfüllt würden. So lange hätte sie es auf verschiedene Arten probiert. Sie hätte es ihm immer und immer wieder gesagt, was sie sich von ihm wünschte, sie hätte versucht, ihren Fokus woanders hin zu lenken und das Problem mehrere Monate lang nicht angesprochen. Sie wäre in die Eigenverantwortung gegangen und hätte sich mit verschiedenen Therapeuten den Anteil des Problems angeschaut und bearbeitet, der in ihr selber lag.

Nichts davon hatte wirklich gefruchtet und nun konnte und wollte sie nicht mehr. Sie war sogar bereit, ihre finanzielle Sicherheit und die Geborgenheit ihrer langen liebevollen Beziehung aufzugeben, um endlich das zu bekommen, was sie sich so sehr wünschte.

Ich konnte es ihr so gut nachfühlen. In jedem Wort, das sie sagte, erkannte ich mich selbst vor einigen Jahren wieder, als ich gerade dabei war, meine Ehe zu verlassen.

Obwohl ich sie so gut verstand, hatte ich jedoch doch den Impuls, sie zu fragen, ob sie es schon damit probiert hatte, ihren Standpunkt zu verlassen.

Sofort bejahte sie, ja sie hatte ja schon gesagt dass sie auch monatelang das Thema nicht angesprochen hatte, um keinen Druck aufzubauen.

Doch das war es nicht, was ich damit meinte. Ich hatte das Gefühl, sie hatte es zwar nicht angesprochen aber nicht wirklich losgelassen.

Das was ich meinte war ein echter Standpunktwechsel. Eine Haltung die meint:

„Wenn es das ist, was ich bekomme, dann ist es das, was ich brauche. Ich danke dir dafür, dass du mir das gibst.
Ich akzeptiere die Situation genau so, wie sie ist und ich akzeptiere dich genau so, wie du bist. Ich mache mich auf die Suche nach dem Geschenk, das darin verborgen liegt, dass du mir das Gewünschte nicht gibst und dass ich davon Ablassen kann, es zu verlangen. Ich freue mich, dass du mir hilfst, meine Sicht zu erweitern und mir andere Möglichkeiten zeigst, eine erfüllte Beziehung zu führen.“

Nun stellt sich erstens wieder die Frage wie bei so Vielem: *„Und wie setze ich das um?“*

Das muss man zunächst einmal gar nicht wissen, aber wenn man den klaren Beschluss fasst, den Gedanken kultiviert und sich auf Lösungen ausrichtet, werden sich Wege zeigen.

Und zweitens dann klingt das natürlich nach radikaler Selbstaufgabe.
Aber ist es das?

Aus meiner heutigen Sicht weiß ich eines: Auch wenn meine Scheidung sich in vielerlei Hinsicht als positiv herausgestellt hat, weil ich dadurch unglaublich gewachsen bin, wenn ich noch einmal in eine ähnliche Situation kommen würde, ich würde es auf diese Art auch noch probieren, bevor ich die Beziehung beende.

Es ist nicht leicht, jemanden zu finden, mit dem man sich so viele Jahre auf so vielen Ebenen gut versteht und nach einer Trennung wird man in jedem Fall dazu aufgefordert sein, über sich selbst hinaus zu wachsen und Dinge zu tun, die man vorher so nicht gemacht hätte. Warum dann also nicht innerhalb der bestehenden Partnerschaft über die eigenen Grenzen hinweg gehen?

In diesem Zusammenhang erinnere ich mich auch an etwas, das ich einmal im *Kurs in Wundern* gelesen habe. Bitte seht mir nach, dass ich leider gar nicht weiß, in welchem Kapitel, auch den Wortlaut weiß ich nicht mehr, nur den Sinn. Ich habe den *Kurs in Wundern* übrigens nie durchgearbeitet, nur immer wieder durchgeblättert oder einfach irgendwo aufgeschlagen und immer mal wieder etwas gefunden, was mir sehr geholfen hat. Insgesamt ist er mir aber einfach zu schwer zu lesen, da bin ich ganz ehrlich.

In der Lektion, die ich jetzt meine, spricht der Kurs von der Situation, dass von zwei Freundinnen eine unbedingt den Abend mit der anderen verbringen möchte, die andere aber keine Zeit und/oder keine Lust darauf hat.

Fast jeder Freund, aber auch jeder Trainer, den man diesbezüglich um Rat fragen würde, würde sagen: *„Bleib dir selbst treu."*

Man kennt ja diese Argumente: *„Du musst in erster Linie deine eigenen Bedürfnisse vertreten. Was du dir nicht selbst gibst, kann dir auch kein anderer geben."* (Ja, auch ich habe schon Derartiges gesagt.)

Diese Haltung ist auch nicht falsch, wie wir schon wissen, ist ja alles halb falsch und halb richtig.

Aber sie spiegelt einen Bewusstseinszustand, in dem sich die meisten Menschen befinden, den ich aber gerne verlassen würde.

Ja, erst einmal müssen ganz viele Leute lernen, sich einzusetzen für das, was sie wollen. Ganz egal, was die anderen dazu sagen.

Aber wenn das gelernt ist, wird es mit der Zeit möglich, weiter zu gehen. Das heißt nicht, dass ich dann meine Bedürfnisse nicht mehr vertrete, es heißt nur, dass es für mich nicht mehr schmerzhaft ist, wenn ich sie das eine oder andere Mal nicht durchsetze, anderen den Vortritt lasse und vielleicht genau davon noch viel mehr profitiere.

Der *Kurs in Wundern* sagt (wie gesagt sinngemäß), wenn du deiner Freundin erklärst, dass du den Abend nicht mit ihr verbringen kannst, auch wenn es ihr noch so wichtig ist, dann stellst du dich mit ihr auf eine Stufe. Du bist dann genauso bedürftig wie sie. Sie meint, ihr Glück hinge genau von dieser einen Sache ab und du stehst da und glaubst, das Gegenteil unbedingt zu brauchen. Beides ist eine Illusion. Der, der frei und bewusst ist, hat die völlig freie Wahl. Es tut nicht weh, der Freundin den Gefallen zu tun. Aber nicht als Opfer sondern aus dem bewussten Entschluss heraus, das mache ich sehr gerne für dich. Es ist für mich nicht wichtig, ob ich heute oder morgen mit einem Buch auf der Coach liege, ich freue mich, dass du gerne mit mir zusammen bist.

Verstehst du, was ich meine?

Selbstaufgabe ist es nur dann, wenn ich glaube, mein Selbst mit allem, was ich habe, verteidigen zu müssen. Wenn ich glaube, die Dinge müssten so laufen, wie ich sie geplant habe.

Wie gesagt, hier gilt es, den Mittelweg zu finden und genau und ehrlich zu schauen, wo stehe ich und was muss ich lernen? Ist es schwierig für mich, meine Wünsche zu vertreten, weil ich Angst habe vor der Reaktion der anderen oder ist es eher so, dass ich nicht damit umgehen kann, wenn es einmal nicht so läuft, wie ich es mir wünsche? Dann gilt es, das zu Üben.

Nachdem für mich eher Letzteres gilt, habe ich mir in den letzten Monaten angewöhnt, mich bewusst zu öffnen, wenn ich bemerke, dass es innerlich eng wird, weil ich mich selbst mit einer Haltung einsperre. Ich kann es wirklich nur empfehlen.

Das Herz wird sofort weiter, wenn es gelingt, eine Meinung loslassen zu können. Je überzeugter man war, umso befreiender fühlt es sich an, wenn sich der Geist befreit und auch anderes zugelassen werden kann. Der größere Raum wird auch im Körper spürbar, man kann gleich besser durchatmen.

So oft sieht man nur eine Möglichkeit, oder zwei, die Richtige und die Falsche.

Was für ein Gefängnis. Und was für eine Freude, es verlassen zu können. In Wahrheit gibt es immer Tausende von Möglichkeiten und auch, wenn du sie nicht sofort erkennst, ihnen die Tür zu öffnen, wird so manches Wunder in dein Leben bringen.

Von Verschiedenheit profitieren

Hast du es auch schon einmal erlebt, dass du im Internet oder an einem Urlaubsort jemandem begegnet bist, mit dem du dich auf Anhieb auf einer ganz tiefen Ebene verstanden hast? So als würdet ihr euch schon immer kennen, war da einfach eine Wellenlänge, jede Erklärung war überflüssig und der oder die andere sprach dir mit jedem Wort direkt aus dem Herzen? Und dann stellte sich ganz schnell heraus, dass dein und sein Leben so weit voneinander entfernt stattfinden, dass es euch entweder schnell wieder auseinander getrieben hat oder ihr euch nur ganz selten begegnen könnt? Dagegen gibt es in deiner unmittelbaren Umgebung niemanden oder nur ganz wenige, mit denen du dich annähernd so gut verstehst? Gerade von deinen engsten Angehörigen fühlst du dich unverstanden und mit deinem Ehepartner können die banalsten Gespräche über Alltäglichkeiten sich als annähernd so kompliziert herausstellen, wie eine Besteigung des Mount Everest?

Kommt dir das irgendwoher bekannt vor? Mir schon.

Warum ist das so, dass sogenannte Seelenverwandte oft so weit weg von uns sind?

Ich habe mir die Frage oft gestellt und auf einmal war mir die Antwort völlig klar.

Da, wo ich bin, gibt es schon eine von meiner Sorte. Wenn ich lauter Menschen um mich herum hätte, die so ticken wie ich, hätte uns Gott auch alle gleich machen können. Er hat uns verschieden gemacht, damit wir uns gegenseitig ergänzen und voneinander lernen können. Verschiedenheit bedeutet einen Reichtum an Möglichkeiten und sie bedeutet Entwicklung.

Hättest du nur Seelenverwandte in deiner Umgebung, wäre das eine gewisse Zeit lang wahrscheinlich sehr angenehm, aber schon bald hättet ihr euch nichts mehr zu sagen und würdet euch gegenseitig langweilen.

Auch im Sinne der Polarität kann ständige Einigkeit und Harmonie gar nicht existieren, es braucht auch Reibung und Konflikte.

Kennst du Paare, die nie streiten? Mein Exmann und ich waren so ein Paar. Das geht auf die Dauer leider oft nicht gut, weil darunter erstens die sexuelle Anziehungskraft leidet und es zweitens häufig ohne Konflikte kein persönliches Wachstum gibt. Wir überdenken unsere Haltung am ehesten dann, wenn es Schwierigkeiten gibt. Wenn alles glatt läuft, wären wir blöd etwas zu verändern und wenn wir nichts verändern, treten wir auf der Stelle.

Zwischenmenschliche Auseinandersetzungen sind also genauso konstruktiv wie Harmonie und sollten sich in etwa mit dieser in der Waage halten. Doch oft wollen wir das so nicht sehen, sind zu stark in unserem Schwarz-Weiß-Denken gefangen und glauben immer, etwas sei schwarz oder weiß anstatt zu bemerken, dass immer alles beides ist.

Wenn uns auffällt, dass jemand einen völlig anderen Standpunkt vertritt, denken die Wenigsten: *„Hey cool, eine völlig andere Sicht auf die Dinge, da kann ich was dazu lernen“.* Stattdessen beginnt man fast schon reflexartig, dem anderen die eigene Meinung aufdrängen oder zumindest schmackhaft machen zu wollen.

Natürlich nur, weil unsere die Vernünftigere ist und wir sein Bestes wollen. Dieses Verhalten haben wir von unseren Eltern von klein auf gelernt, die haben es mit uns auch so gemacht.

Wer das nicht mehr nötig hat, hat einen ausgeprägten Selbstwert. Alle anderen sind, ohne sich dessen bewusst zu sein, von sich selbst so wenig überzeugt, dass sie jegliche Anerkennung brauchen, die sie kriegen können.

Wir werten es als Anerkennung, wenn uns jemand signalisiert: *„Deine Meinung ist gut, ich kann sie teilen"*. Und interpretieren eine andere Haltung als Ablehnung unserer Person.

So haben wir es vorgelebt bekommen, doch vielleicht wäre es an der Zeit umzudenken. Vielfalt ist etwas so wertvolles.

Denk doch nur einmal an die Kindererziehung. Unzählige Paare zerfleischen sich täglich gegenseitig, weil sie diesbezüglich unterschiedliche Ansichten haben. Doch ist es wirklich so schlimm, wenn man mit seinem Nachwuchs auf unterschiedliche Weise umgeht? Ist es nicht viel bereichernder für die Kinder, wenn sie verschiedene Möglichkeiten kennen lernen? Werden sie dadurch nicht offener, flexibler und toleranter?

Ist es wirklich so erstrebenswert, alles gleichmachen zu wollen? Kann es nicht jeder einfach so machen, wie es sich für ihn selbst am besten anfühlt?

Wünschen wir uns nicht alle, so angenommen zu werden wie wir sind?

Und liegt es nicht andererseits ganz in unserer Natur, ständig Neues entdecken zu wollen?

Stell dir bitte einmal vor, du unterhältst dich mit einer dir nur flüchtig bekannten Person über ein interessantes Thema. Dabei fällt häufig der Satz: „Da bin ich ganz deiner Meinung. So ist es und nicht anders."

Jetzt stell dir ein ähnliches Gespräch mit einer anderen Person vor, die äußert: „Das habe ich bisher ganz anders gesehen, aber dein Standpunkt ist sehr interessant, ich werde darüber nachdenken."

Welches Gespräch würdest du im wahren Leben lieber führen? Welche der beiden Personen würdest du lieber kennen lernen?

Es gibt ein karmisches Gesetz, das besagt, dass du bekommst, was du dir wünschst, wenn du es zuerst anderen Menschen schenkst.

Probiere einmal aus, was passiert, wenn du bei der nächsten Auseinandersetzung mit deinem Partner, Chef oder Kind deinen eigenen Standpunkt für einen Moment loslässt und den deines Gegenübers wirklich offen auf dich wirken lässt. (Wie weiter vorne schon erwähnt kann es helfen, hierbei die Körperhaltung oder die Position im Raum zu verändern.)

Vielleicht stößt du auf interessante Aspekte, die du bisher völlig übersehen hast. Außerdem wirst du dabei wahrscheinlich entdecken, dass sich dein Gesprächspartner auch mehr für dich und deine Anliegen interessieren wird.

Versuchst du dagegen, ihn wild plappernd zu überzeugen, während du selbst nicht im Mindesten an seiner Sicht interessiert bist, wird er sich noch mehr verschließen. Beobachte nur einmal dich selbst, wie du reagierst, wenn dir jemand etwas aufschwatzen möchte.

Es ist mir vollkommen klar, dass das in Lebensbeziehungen, also zwischen Eltern und Kindern, Geschwistern oder Lebenspartnern, eine echte Herausforderung sein kann. Vor allem dann, wenn es auch noch um wichtige Bereiche geht. Aber ich bin mir auch ganz sicher, dass schon der Versuch belohnt wird, sich in den anderen hineinzuversetzen und sich seine Seite näher anzusehen, anstatt einfach nur abzulehnen. Selbst wenn er nicht zu 100 % gelingt.

Und in Wahrheit ist es natürlich so, dass besonders bei den ganz großen Themen ein eklatanter Entwicklungssprung für dich drin ist, wenn du es schaffst, beweglicher zu werden.

Leichter geht es, wenn du an deiner Offenheit nicht erst in der Streitsituation arbeitest. Du kannst dich im alltäglichen Leben bewusst nach anderen Meinungen in für dich wichtigen Themenbereichen umsehen und diese Meinungen und die dazugehörigen Menschen aufmerksam erforschen. Das kann deine Welt nur bereichern und verschafft dir die nötige Übung, auch knifflige Momente spielerisch zu meistern.

Zum X-ten Mal möchte ich dich auch an die Wippe erinnern. Wenn du stur und steif auf deiner Seite stehst, womöglich ganz weit außen, könnte das gefährlich werden. Also sei offen und bereit, dir auch die andere Seite anzusehen. Erst wenn du verschiedene Möglichkeiten kennst, kannst du bewusst entscheiden. Der Weg zurück zu deiner alten Meinung steht dir ohnehin immer offen.

In einem anderen Buch, das demnächst erscheinen wird, und in vielen Workshops gebe ich die von mir entwickelte Methode des *Morphogenetic Download* weiter. Beim MD loggt man sich mit Hilfe einer einfachen Technik ganz bewusst in das Gefühlsfeld anderer ein, um sich gegenseitig zu bereichern. Die Erfahrung, sich ganz zu öffnen, um etwas völlig Neues zu erfühlen, beschenkt zu werden und mit dem, was man selbst zu bieten hat, andere zu beschenken, ist jedes Mal für alle Beteiligten eine ungeheuer tiefgehende und berührende Erfahrung.

Jedenfalls kann Verschiedenheit als Hindernis oder als großes Geschenk wahrgenommen werden. Such dir das aus, von dem du mehr profitieren kannst.

Drama ohne Ende?

Heißt das nun alles, dass man eine Beziehung unter allen Umständen aufrecht erhalten sollte? Man, wenn es nicht mehr weiter geht, einfach seinen Standpunkt wechseln und unbedingt dran bleiben soll?

Nein, das heißt es nicht. Ich bin überhaupt kein Freund von Generalisierungen.

Auch wenn unsere Gesellschaft sicher eher dazu neigt, zu früh aufzugeben und trotzig alles hin zu schmeißen, wenn nicht alle Bedürfnisse umgehend und vollständig erfüllt werden, gibt es genug Fälle, in denen eine Trennung der konstruktivere Weg für beide ist. Aus den verschiedensten Gründen:

Oft sind es gerade die harmonischsten Partnerschaften, die für alle völlig überraschend auf einmal auseinander gehen, weil beide das Gefühl haben zu stagnieren. Wenn man lange zusammen war und sich jeder für sich weiter entwickelt hat, kann es sein, dass die alten Beziehungsmuster einfach nicht mehr passen, aber so eingefahren sind, dass sie nicht überwunden werden können.

So etwas Ähnliches habe ich auch selbst in meiner gescheiterten Ehe erlebt. Mein Exmann war der, der die Entscheidungen traf, den Hauptteil der Verantwortung für unser Leben trug und Lösungen für Probleme fand. Von klein auf hatte er diese Rolle auch in seiner Ursprungsfamilie gespielt. Er fühlte sich aus meiner Sicht sehr wohl darin und definierte einen Teil seines Selbstwertes darüber.

Für mich war das anfangs sehr bequem und angenehm und so gewöhnten wir uns daran. Mit der Zeit kristallisierten sich jedoch natürlich auch Nachteile heraus. Er trug schwer an der Verantwortung und mein Selbstbewusstsein litt, ich fühlte mich wertlos und verlor den Durchblick über unser Leben. Er wusste sogar besser über meine Selbständigkeit Bescheid als ich selbst, weil er die Buchhaltung erledigte.

Obwohl es uns beiden auffiel, gelang es uns über die Jahre nicht wirklich, wesentlich etwas daran zu verändern. Immer wieder kippten wir beide in die alten Muster und Rollen zurück, sodass unter anderem deswegen eine Trennung irgendwann unumgänglich wurde.

Selbst Jahre nach der Scheidung, als ich mein Leben längst selbst bewältigte und über einen stabilen Selbstwert verfügte, stellte ich bei unseren gelegentlichen kurzen Treffen immer wieder erstaunt fest, dass ich mich in seiner Gegenwart wie ein bedürftiges, dummes, kleines Mädchen fühlte und unsere Gespräche so verliefen wie eh und je.

Gerade auch in Beziehung zu den Menschen, die wir am allerlängsten kennen, nämlich zu den Eltern, sind Viele in einer Rolle gefangen, die einfach nicht mehr zu ihnen passt. Trotzdem kippen sie hinein, wenn sie die Schwelle ihres Elternhauses übertreten haben. Auf einmal sind sie wieder Kind und reagieren mit den gleichen Emotionen wie vor Jahrzehnten auf bestimmte Äußerungen von Vater oder Mutter.

Auch dieses Phänomen kenne ich nicht nur aus zahlreichen Erzählungen meiner Klienten sondern aus eigener Erfahrung. Mit Mitte 20 zog ich 500 km von meiner Heimat weg und entwickelte mich in den darauffolgenden Jahren in eine völlig andere Richtung. Meinen Eltern blieb das großteils verborgen, denn zu Hause war ich ganz die Alte. Es dauerte sehr, sehr lange, bis die Veränderung sich auch auf unser Verhältnis und unsere Kommunikation auswirkte. Wer weiß, ob es schon so weit wäre, wäre ich immer in der Nähe geblieben. Wahrscheinlich hätte ich mich überhaupt nicht gewandelt, wenn nicht nur meine Eltern sondern auch andere Verwandte und Freunde stets an meiner Seite gewesen wären und in mir die gesehen hätten, die sie eben seit jeher kannten.

Natürlich muss jegliche Veränderung im Innen stattfinden und erst nach und nach kann sich auch das Außen danach ordnen, aber trotzdem kann eine Veränderung im Außen die im Innen beschleunigen und erleichtern.

Das ist zum Beispiel auch einer der Gründe, warum ich so viel von körperlicher Entgiftung halte. Wenn die alten Energien auf der körperlichen Ebene ausgeschwemmt wurden, kann sich die Seele so viel leichter tun, ebenfalls loszulassen.

Umgekehrt ist es eine große Illusion zu glauben, mit einer Trennung oder einem Umzug wäre alles erledigt, doch die neue Situation zwingt mit hoher Wahrscheinlichkeit dazu, Grenzen zu überschreiten und alte Muster durch neue zu ersetzen um überhaupt zu überleben.

Wann ist es wirklich sinnvoll, eine Partnerschaft zu beenden und wann kann man ziemlich sicher sein, dass man genau das gleiche Problem in Grün in der nächsten Verbindung wieder hat?

Falls du dich mit dieser Thematik konfrontiert siehst, möchte ich hier einige Fragen auflisten, die vielleicht hilfreich sein könnten, wenn du sie dir stellst. Sie helfen dir vielleicht, Zugang zu der Antwort zu finden, die sowieso in dir ist. Wenn dich eine Frage anspricht, oder aber wenn dich eine spontan abstößt, vielleicht sogar wütend macht, könnte sie wichtig für dich sein.

Beantworte sie nicht sofort, sondern schreibe sie dir auf, denke immer mal wieder daran und lass dich überraschen, was sich in den nächsten Tagen für Informationen diesbezüglich in deinen Kopf schleichen.

Hast du wirklich dein Bestes für diese Beziehung gegeben?

Gibst du selbst das, was du vom anderen erwartest?

Hast du es schon versucht, deinen Standpunkt zu wechseln, deine Erwartungen frei zu geben und den anderen so zu nehmen, wie er ist?

Trägst du schon seit längerem den Gedanken mit dir herum, dass du einfach den falschen Partner hast? (In diesem Fall ist die Gefahr der selbsterfüllenden Prophezeiung nämlich groß. Du bestätigst dir selbst immer wieder deinen eigenen Glaubenssatz, indem du unbewusst Gegenteiliges ausfilterst.)

Wovor hast du größere Angst, vorm Gehen oder vorm Bleiben? (Oft ist es so, dass hinter der größten Angst die größte Chance auf Heilung liegt. Es ist niemals gut, davon zu laufen, über kurz oder lang wirst du dich deiner Angst ohnehin stellen müssen.)

Was ist es, was du nach einer Trennung tun würdest und gibt es vielleicht einen Weg, es auch innerhalb der Beziehung zu tun? Kannst du dir das, was dir fehlt, vielleicht selbst geben oder kannst du es auf anderem Weg bekommen?

Mir fehlte zum Beispiel in meinen Beziehungen oft die Anerkennung, die ich erst dann nicht mehr brauchte, als ich mich beruflich entfaltete:

Ein Partner kann dir nie das geben, was dir fehlt, wenn du dich nicht entfaltest. Wenn du nicht lebst, wofür du hergekommen bist und deine Gabe nicht an die Welt verschenkst, ist da immer eine Leere, die niemand füllen kann.

Was hast du von deinem Partner gelernt?
Bist du dir sicher, dass du alles gelernt hast, was du dir von ihm abschauen kannst?

Fliehst du vor dem anderen oder kannst du ihn schätzen, ihm danken für die gemeinsame Zeit, ihn in Frieden gehen lassen und wünschst du ihm alles Gute für seine Zukunft?
Wenn nicht, bist du nicht in der Eigenverantwortung. Du machst ihn für etwas verantwortlich, was in erster Linie mit dir zu tun hat. Schau dir dein Problem an, sonst kommt es sicher zurück, egal wie oft du dich trennst.

Hattest du mit einem früheren Partner womöglich schon ähnliche Schwierigkeiten?
Wenn ja, weist auch das darauf hin, dass du versuchst, vor dir selbst davon zu laufen.

Wie gesagt, ich bin mir ganz sicher, dass du tief in deinem Inneren weißt, wo dich dein Weg hinführt. Auch wenn du vielleicht im Moment noch nicht losgehen kannst, weil du noch zu große Angst hast. Mach dir aber bewusst, dass die Angst bleiben wird, womöglich wird sie sogar noch wachsen. Wir haben in diesem Buch schon öfter davon gesprochen, dass da immer Angst ist, wenn eine Veränderung ansteht. Wenn es dich aber trotzdem in diese Richtung zieht, dann geh.

Auch Schmerz wird immer da sein. Die friedlichste Trennung nach einer Partnerschaft, die vollkommen erfüllt ist, in der es nichts mehr zu erledigen gibt und nichts mehr offen ist, weil beide alles gegeben und genommen haben, aber jetzt weiter müssen, wird trotzdem schmerzhaft sein.

Du verlierst einen Menschen, mit dem du viele Erlebnisse geteilt hast, eine wichtige Bezugsperson. Ich musste noch lange nach der Scheidung den Impuls unterdrücken, sofort meinen Exmann anzurufen, wenn mich etwas besonders ärgerte oder freute.

Du verlierst vielleicht ein Zuhause, weitere Bezugspersonen, die auf „der anderen Seite" stehen, vielleicht sogar einen Teil deiner Identität.

Du verlierst lang gehegte Träume und gemeinsame Ziele.

Du fühlst dich vielleicht wie ein Versager, weil du „es nicht geschafft" hast.

Der mit all dem zusammenhängende Schmerz ist menschlich und darf sein. Erlaube dir, ihn zu empfinden und geh durch ihn durch. Immer und immer wieder. Es kann sein, dass er dich lange begleiten wird. Suche keine Schuldigen, mach dir auch selbst keine Vorwürfe. Was nicht so kommen soll, kommt nicht so. Kein Mensch kann sich so blöd anstellen, dass er an seinem geplanten Seelenweg vorbei laufen würde. Das, was du dir vorgenommen hast zu lernen, wirst du lernen. In jedem Fall. In Wahrheit kannst du gar nichts falsch machen. Denk auch zurück an das Kapitel mit den Entscheidungen.

Aber was du auch immer entscheidest, entscheide in deiner vollen Verantwortung.

Bleibe nicht, weil du es dem anderen nicht zumuten kannst. Egal in welcher Situation er sich auch immer befindet. Das ist respektlos und hochmütig. Wenn du ihn nicht aus vollem Herzen liebst, mach den Weg frei für jemanden, der das tut.

Bleibe nicht, weil es besser ist für die Kinder.
Es ist niemals gut, für andere entscheiden zu wollen. Du weißt nicht, was auf deren Seelenplan steht, vor allem wenn du schon mit deinem eigenen Leben überfordert bist. Es gibt, glaube ich, nichts Schlimmeres für Kinder, als in einer zerrütteten Beziehung aufzuwachsen zwischen zwei unglücklichen Elternteilen. Es wird sich nachhaltig auf deren zukünftige Partnerschaften auswirken, wenn sie gelernt haben, dass man als Paar nicht glücklich ist. Auch dein Verhältnis zu ihnen wird belastet sein, wenn du dich für sie aufopferst, weil du wegen ihnen auf etwas verzichtest.

Entschließe dich aus dir selbst heraus und stehe dazu. Was auch immer du tust, ist dein gutes Recht, du schuldest niemandem etwas.

III

Zum Abschluss

Aktiv am Spiel beteiligen

Dieses Kapitel soll die vorangegangenen in der Kürze zusammenfassen und dir noch einmal die wichtigsten Kniffe im Umgang mit emotionsgeladenen Situationen in Erinnerung rufen.

Das Um und Auf in jeder schwierigen Lage ist es, **nicht** in die Opferhaltung zu fallen, nach Schuldigen zu suchen und sich selbst leid zu tun. Es ist viel konstruktiver und vor allem bringt es sofort ein besseres Gefühl, wenn man selbst etwas dazu beiträgt, die Lage zu verändern. Ich kann dir nur raten, aktiv zu werden, dich am Spiel zu beteiligen, statt nur auf der Zuschauerbank zu sitzen und zu jammern, wenn kein Tor geschossen wird.

Hier noch einmal exklusiv für dich die verschiedensten Möglichkeiten, aktiv und bewusst aus allem das Beste zu machen:

Erinnere dich an die Geschichte mit der Polarität. Um welchen Lebensbereich geht es gerade, wo stehst du auf der Wippe und willst du dort wirklich stehen?
Was hast du vergessen, so dass es nun auf unangenehme Art in dein Leben zurückkommt?

Hol die gesamte Verantwortung für die Lage, in der du steckst, zu dir zurück, nur dann kannst du sie verändern. Der aus dem Ho´oponopono entlehnte Satz *„für alles was ich sehe, für alles, was ich höre und für alles was hier passiert, übernehme ich jetzt die alleinige und volle Verantwortung"*, kann dir dabei helfen.

Frage dich auch: *„Will ich der sein, der das tut?“*.
Wenn die Antwort Nein lautet, bring wieder Übereinstimmung in dein System. Sei die Person, die du sein möchtest. Du wirst dich auf Dauer nur gut fühlen, wenn du authentisch deine Werte lebst.

Spar es dir, Wege, die dich nicht an dein Ziel führen, immer wieder zu gehen.

Werde dir deiner Muster bewusst, indem du dich interessiert selbst beobachtest aber kritisiere dich nicht.

Gib Dramen deiner Vergangenheit oder anderen Personen nicht länger die Macht, über dein Leben zu bestimmen. Nimm selbst das Ruder in die Hand, anstatt darauf zu warten, dass andere sich verändern. Wenn es **dir** schlecht geht, verändere **du** etwas.

Pfeif auf die Ursache für dein Problem, frage dich lieber, wie du heraus kommst. Stell dir Wie- statt Warum-Fragen.

Gib der Veränderung Zeit, denk an die vier Phasen, aber bleib kontinuierlich dran. Lass dich von Schmerz und Angst nicht entmutigen, die gehören dazu. Einfach durchmarschieren, der Himmel liegt hinter der Hölle.

Manchmal, vielleicht gerade wenn du dich besonders anstrengst, wirst du das Gefühl haben, rückwärts zu gehen. Das ist nur ein Zeichen, dass es gleich wieder steil bergauf geht. Genauso wie es dich beim Start des Flugzeugs in den Sitz hinein drückt.

Erinnere dich daran, dass du keine falsche Entscheidung treffen kannst. Entscheide dich einfach dazu, zu deinem Entschluss zu stehen und das Beste daraus zu machen.

Konzentriere dich in Beziehungen auf deine Lernprozesse, nicht auf die der anderen.

Suche vor allem in Konfliktsituationen aktiv danach, was es zu lernen gibt, das bringt dich in die aktive Haltung des Sammlers.

Je bereiter du bist, dein Gegenüber zu deinem Lehrmeister zu machen, also je freiwilliger du lernst, umso sanfter wird dein Lernen sein und umso eher werden sich auch andere von dir inspirieren lassen.

Profitiere von Verschiedenheit, anstatt zu versuchen, dich anzupassen oder den anderen auf deine Seite zu ziehen.

Bleib flexibel in deiner Haltung. Wenn du merkst, dass du starr wirst, ändere deinen Standpunkt, bevor die Wippe gewaltsam auf die andere Seite kippt.

Tue so oft als möglich neue Dinge, das hält dich beweglich und lebendig.

Löse dich von Erwartungen und genieße in dir das Gefühl der bedingungslosen Liebe. Liebe entsteht in dir und kommt nicht von außen auf dich zu. Wenn du sie gefunden hast, kann niemand sie dir nehmen.

Sei großzügig anstatt bedürftig. Denk an die Sonne, die allen scheint, weil sie genug Wärme hat. Sei die Sonne.

Entgifte deinen Körper regelmäßig. Das tut dir gut und hilft dir auch beim seelischen Loslassen.

Achte bewusst auf deine Mimik, deine Körperhaltung und deine Position im Raum. Ändere sie gegebenenfalls.

Lass jedes Gefühl dein Herz berühren, unterdrücke nichts.

Suche dir Vorbilder und schlüpfe in deren Rolle. Zeichne von dir selbst ein Bild in den verschiedensten Lebenssituationen, dem du entsprechen möchtest und wachse sukzessive hinein.

Wenn du nicht entkommen kannst, dann geh bewusst hinein. Führe eine von dir gefürchtete Situation nach Möglichkeit sogar herbei und lerne spielerisch, damit umzugehen.

Versuche nichts auf Biegen und Brechen zu vermeiden, das ist fast ein Garantieschein dafür, dass es dir früher oder später begegnen wird. Schließe Frieden mit allem. Alles ist halb schwarz, halb weiß.

Lerne auch, das Schwierige zu schätzen, hier liegt dein größtes Entwicklungspotential.

Die echten Dramen

„Das sind wirklich gute Tipps, aber gibt es nicht einen gewichtigen Unterschied zwischen den großen und den kleinen Dramen im Leben? Ich meine, es ist etwas anderes, ob mich meine Partnerin ärgert, weil sie die Zahnpastatube nicht zuschraubt, oder ob meine Mutter stirbt. Wie gehe ich mit den wirklichen Dramen um?"

Meine Antwort darauf wird dich vielleicht überraschen oder sogar schockieren. Ich glaube nicht, dass es kleine und große Dramen gibt.

Natürlich gibt es Dinge, die ganz nüchtern betrachtet eine größere Wirkung auf das Leben haben als andere. Aber wir betrachten unsere eigenen Probleme in der Regel nicht nüchtern. Wir alle haben in unserem Leben schon Etliches erlebt, das wir so nicht erleben wollten. Schon in der Kindheit haben sich Dramen abgespielt. Der eine wurde vielleicht sexuell missbraucht oder verprügelt während der andere „bloß" in der Schule verspottet wurde, weil er zu dick war. Ganz objektiv mag letzteres vielleicht weniger schlimm sein, doch was für eine Wirkung es auf den Betroffenen hatte, kann niemand sagen. Beide leiden vielleicht Jahrzehnte später noch darunter, wenn sie sich nicht aktiv dazu entscheiden, aus dem Leid auszusteigen.

Wir alle tragen entsprechend der prägenden Erlebnisse unserer Kindheit, vielleicht sogar unserer Vorleben, einen sogenannten Grundkonflikt mit uns herum.

Meiner ist zum Beispiel, dass ich dazu neige, mich ungeliebt zu fühlen und zu glauben, ich bekäme zu wenig Aufmerksamkeit und Anerkennung. Bis er vollständig angenommen und aufgelöst ist, werde ich im Außen immer wieder geeignete Situationen anziehen, die mich an diesen Konflikt erinnern, indem sie ihn aktivieren.

Eine scheinbare Kleinigkeit reicht dafür völlig aus, zum Beispiel, dass mein Mann mit schmutzigen Schuhen den von mir frisch geputzten Boden betritt.

Doch das Gefühl, das ich in diesem Moment habe, ist kein kleiner Ärger. Es ist der Schmerz meiner Kindheit, weil ich nicht genug geliebt werde. Meine Arbeit wurde nicht gesehen und geschätzt, sondern mit Füßen getreten.

Nichts davon ist real. In meiner Kindheit wurde ich ebenso geliebt, wie ich es von meinem Mann werde. Mein Konflikt basiert auf den Interpretationen von irgendwelchen Ereignissen einer etwa Zweijährigen, aber mein Schmerz ist real und alles andere als eine Lappalie, auch wenn er vielleicht durch eine ausgelöst wurde.

Auch die kleinen Dramen im Leben bringen uns also mit unseren großen in Kontakt. Und das ist gut so.

Durch Schmerz entwickeln wir uns weiter und je mehr Bereitschaft wir aufbringen, unseren Schmerz zu fühlen, anzunehmen und daraus über uns selber zu lernen, umso sensibler werden wir auch. Ignorieren wir die kleinen Hinweise, werden sie größer. Nehmen wir aber die Gelegenheit war, auch die Schmerzen wahrzunehmen, die durch scheinbare Kleinigkeiten ausgelöst werden, könnte es gut sein, dass wir uns den einen oder anderen Schlag ersparen, den uns das Leben mit dem Gummihammer erteilt.

Ganz ersparen können wir uns den Schmerz nie. Als Teil der polaren Welt ist er auch Teil von uns. Wir müssen lernen, mit ihm umzugehen.

Auch wenn wir noch so bewusst und achtsam sind, nie werden wir verhindern können, dass schlimme Dinge passieren oder Menschen, die wir lieben, unser Leben verlassen.

Für den Umgang mit den großen Dramen in unserem Leben gelten also die gleichen Regeln wie für die kleinen. Es ist gut, die Gefühle zuzulassen, einfach zu fühlen. Dann aber auch wieder aktiv zu werden, konstruktiv mit der Angelegenheit umzugehen, so wie im vorangegangenen Kapitel noch einmal zusammengefasst.

In diesem Zusammenhang möchte ich noch einmal speziell dazu einladen, vielleicht einmal eine völlig andere Sicht einzunehmen. Zum Beispiel gibt es viele Völker, die den Tod eines Menschen überhaupt nicht als tragisch einstufen, ihn womöglich sogar feiern wie eine Geburt. Selbst dann, wenn ein junger Mensch geht, wer sagt uns, dass er etwas versäumt hat? Vielleicht hat er alle seine Aufgaben schon erfüllt und ist auf der Seelenebene schon wieder anderweitig verabredet.

Ich glaube fest daran, dass der Seele, unserem göttlichen Teil, nichts passiert, wozu sie nicht ihre ausdrückliche Zustimmung erteilt hat und ich sehe es als eine Art Respektsbezeugung, sie nicht unnötig festzuhalten, wenn sie weiter ziehen will.

Wenn Ehen zerbrechen, sehen das die Beteiligten oft als Versagen. Doch sie wissen nicht, was noch auf ihrem Plan steht. Oft sind beide Partner ein paar Jahre nach der Scheidung glücklicher, als sie es gemeinsam je waren. Es gelingt ihnen, weil sie aus der Erfahrung gelernt haben und so hat das Scheitern im Nachhinein großen Wert und war keineswegs falsch, sondern ein wichtiger Schritt in die richtige Richtung.

Ich gebe schon zu, dass es Dinge gibt, die es einem wirklich schwer machen, ihnen etwas Positives abzugewinnen. Trotzdem hilft es nichts, sich gegen etwas zu wehren, was nun mal so ist. Das ist verschwendete Energie, ein Kampf gegen das Universum, der nicht zu gewinnen ist.

Mir gefällt die Vorstellung, dass wir mit unserer beschränkten Sicht nur kleine Ausschnitte aus einem riesigen, wundervollen Bild sehen. Der schwarze Fleck, den wir wahrnehmen, gehört vielleicht zum bunten Flügel eines Schmetterlings.

Auch wenn das romantisch, vielleicht sogar naiv ist, es geht mir damit viel besser, als wenn ich mich darüber kränken müsste, wie ungerecht das Leben ist. Außerdem halte ich es für vermessen, zu glauben, wir wüssten besser als Gott, was das Richtige ist. Wer wollte zum Beispiel wirklich entscheiden, wann das Leben eines Menschen zu Ende sein soll?

In den zehn Jahren meiner Praxistätigkeit habe ich unzählige Menschen begleitet, die schwere Schicksalsschläge zu verkraften hatten. Manche von ihnen haben sehr schnell zurück ins Leben gefunden, vor allem diejenigen, die ohnehin unter eher schwierigen Bedingungen lebten.

Eine Mutter von vier Kindern kann sich nach dem plötzlichen Tod ihres Mannes keine monatelangen Depressionen erlauben. Sie muss für ihre Kinder da sein und nach Möglichkeiten suchen, sie alleine durchzubringen. Ihre Verantwortung und ihre Aktivität lässt sie das Trauma leichter verarbeiten. Auch vor der Tragödie war sie es sicher schon gewohnt, mit schwierigen Situationen flexibel umzugehen.

Andere wiederum verlieren total den Boden unter den Füssen. Das sind aber in der Regel nicht die, die es schlimmer getroffen hat als alle anderen, sondern die, die immer schon einen Hang zur Melancholie hatten und eine Neigung dazu, eher das Negative zu sehen als die Chance.

Das Geschehene liefert nun endgültig die Rechtfertigung für das innere Unglück, das vorher schon da war.

Ich bin mir bewusst, dass das sehr hart klingt, aber ich nehme mir heraus das zu sagen, weil ich hier auch wieder aus eigener Erfahrung spreche. Man weiß, dass Menschen ein bestimmtes Glückslevel haben (bei manchen wäre die Bezeichnung Unglückslevel eher angebracht), das sich unabhängig von äußeren Begebenheiten immer wieder herstellt. Es ist sehr stabil und selbstregulierend, solange man sich nicht bewusst dazu entschließt, es aktiv zu verändern. Jeder kennt die Geschichten von Sozialhilfeempfängern, die wenige Monate nach einem Lottogewinn genauso schlecht dastanden wie vor dem Gewinn. Und die von den Millionären, die von heute auf morgen bankrott waren und einfach ein neues Imperium aufbauten.

Auch in diesem Zusammenhang bestätigt sich wieder, dass äußere Umstände sich nur sehr kurzfristig auf Glück oder Unglück eines Menschen auswirken.

Oft ist es sogar so, dass gerade die, die eigentlich am meisten haben – zumindest auf materieller Ebene – am unglücklichsten sind.

Wer schon einmal in arme Länder gereist ist, stellt schnell fest, dass man dort sehr viel mehr strahlende Gesichter sieht, als auf unseren Straßen.

Vielleicht liegt es an den vielen Wahlmöglichkeiten, die wir in der westlichen Welt haben, die uns ständig überfordern und uns an unseren Entscheidungen zweifeln lassen.

Wahrscheinlich ist es aber auch diesmal wieder nur die Polarität, die für Ausgleich sorgt. Ist alles nahezu völlig perfekt, entwickeln störende Kleinigkeiten – wie nicht zugeschraubte Zahnpastatuben und offen gelassene Klodeckel – plötzlich ungeahnte Macht.

Unter widrigen Lebensbedingungen kann dagegen eine warme Dusche oder ein weiches Bett unbeschreiblich glücklich und dankbar machen.

Mein Mann und ich renovieren gerade ein altes Bauernhaus, das uns bisher wenig Komfort bietet. Trotzdem fühlen wir uns dort unglaublich wohl. Wir freuen uns über jedes Grad Raumtemperatur und über das kleine bisschen Glut, das am Morgen noch im Ofen ist. Niemals würden wir uns über irgendwelchen Kleinkram streiten, weil es einfach viel zu viele große Herausforderungen gibt, über die man sich Gedanken machen muss.

Meine frühere, von jeher eher negative, Grundstimmung ließ sich für mich immer gut begründen, durch diverse Erfahrungen, Misserfolge und schließlich meine Herzerkrankung.

Dann erkannte ich plötzlich, dass es eine Entscheidung ist, glücklich zu sein und mein Leben ging in eine völlig neue Richtung.

Doch gerade, als ich mir sicher war, ein völlig neuer und positiver Mensch geworden zu sein, kam meine Scheidung und schon war meine Melancholie wieder da. Wieder fiel ich auf die wunderbaren Argumente meines Verstandes blind herein, dass es auch diesmal nicht an mir lag, sondern an meinem Exmann, der finanziellen Enge usw.

Deswegen verzichte ich jetzt darauf, mich noch einmal aus dem Fenster zu lehnen und zu behaupten, dass ich mich nun aber wirklich völlig verändert habe.

Einen meiner Klienten begleitete ich jahrelang. Eigentlich hatte er ein wunderbares Leben. Da war eine harmonische Ehe, finanzielle Fülle, ein interessanter Job. Doch er war nie zufrieden. Einmal tat ihm das weh, dann wieder das, dann ärgerten ihn die Nachbarn und dann hatte er unbegründete Ängste. Leider konnte er sich nie dazu entschließen, wirklich ernsthaft an sich zu arbeiten. Er kam immer nur, wenn er ganz unten im schwarzen Loch saß und zwar genau so lange, bis er wieder ein wenig über den Grubenrand blicken konnte. Dann sah und hörte man nichts von ihm, bis wieder richtig Feuer am Dach war und wir begannen wieder von vorne.

Wahre Veränderung braucht kontinuierliches Dranbleiben, auch und gerade dann, wenn es gut läuft. Dann ist man in der Lage, wirklich große Sprünge zu machen. Wenn du dich also von einem Coach begleiten lässt, tu dir selbst den Gefallen und bleibe wirklich dran, solange bis du über einen längeren Zeitraum auf dem Level bist, das du dir vorstellst.

Plötzlich starb die über alles geliebte Exfrau meines Klienten und alles war anders. Das erzählte er mir zumindest. All seine wunderbaren Träume waren plötzlich geplatzt. Träume, von denen er nie gesprochen hatte.

Für mich war er der gleiche unglückliche Mann, den ich vor vielen Jahren kennen gelernt hatte. Hätte ich ihn nicht schon so lange gekannt, hätte ich ihm vielleicht geglaubt, dass er nur aufgrund des Todes seiner Frau so schwarzseherisch und negativ war, aber so...

Statistiken bestätigen die Erfahrungen meiner langen Praxistätigkeit. Nach Schicksalsschlägen versinken nur die längerfristig im Drama, die sich nicht um die Deckung ihrer Grundbedürfnisse sorgen müssen. Und das sind wiederum die, die meist vorher schon unzufrieden waren, unfähig, sich über die kleinen Dinge des Lebens zu freuen und ohne Perspektive. Denn wonach soll man suchen, wenn man alles hat? Nun hat die innere Leere durch das Unglück plötzlich eine Rechtfertigung bekommen, die man nicht mehr loslassen will.

Meinen Klienten konnte ich schließlich davon überzeugen, dass er seiner Frau eine große Ehre erweisen würde, wenn er von nun an für sie beide leben würde, anstatt ihren Tod als Ausrede für seine Depressionen zu missbrauchen.
Er arbeitet weniger, reist um die Welt und geht abenteuerlichen Hobbies nach. Gerade bahnt sich auch eine neue Beziehung bei ihm an. Ich weiß das, weil er regelmäßig viermal im Jahr zum Coaching kommt, obwohl er es weniger braucht als jemals zuvor. Seine Augen strahlen jetzt und bei jedem Besuch gibt es ein neues Ziel, das er erreichen möchte.

Von seiner verstorbenen Frau spricht er sehr liebevoll und voller Dankbarkeit. *„Sie war immer so positiv“*, sagte er letztens zu mir *„so lange hat sie es mir vorgelebt und ich konnte es nicht annehmen.*

Jetzt auf einmal kann ich es, weil ich möchte, dass etwas von ihr weiter lebt.“

Mich hat das sehr berührt, unter anderem deswegen, weil ich auf die gleiche Art nach längerem Drama schließlich meine Scheidung verarbeitet habe.

Ich vermisste meinen Exmann über lange Zeit so sehr, dass ich nach Strategien suchte, um aus diesem Loch heraus zu kommen.

Ich machte mir eine Liste mit all seinen positiven Eigenschaften und dann versuchte ich, diese selbst stärker zu verkörpern.
Zum Beispiel hatte ich ihn immer so sehr bewundert für seine Art, Probleme ohne viele Worte einfach anzupacken und aus der Welt zu schaffen. Er hatte mir so vieles abgenommen und plötzlich war ich allein und teilweise so überfordert, dass ich gar nicht wusste, wo ich anfangen sollte. Anfangs war ich wie paralysiert und badete im Selbstmitleid. Doch eines Tages hatte ich angesichts einer Herausforderung den Geistesblitz, mich zu fragen, was er denn in der gleichen Situation getan hätte. Die Antwort fiel mir nicht schwer und selbst die Umsetzung gelang mir erstaunlich gut. Nach und nach machte ich ein Spiel daraus und ich entdeckte Fähigkeiten in mir, die ich mir niemals zugetraut hätte. Ganz automatisch konnte ich so damit aufhören, ihn zu vermissen und mich selbst zu bemitleiden. Ich war einfach nicht mehr bemitleidenswert.

Sollte jemand, den du sehr geliebt hast, dein Leben verlassen haben, wie und warum auch immer, ehre sein Andenken indem du das Geschenk nützt, das er dir hinterlassen hat. Dann waren euer Zusammensein und auch euer Abschied nicht umsonst.

Zum Abschluss des Kapitels hier noch zwei kleine Übungen für dich:

Übung 1:

Welche scheinbaren Kleinigkeiten stürzen dich ins Drama? Mach dir eine Liste.
Was für ein Gefühl ist es, das da in dir aufsteigt und woran erinnert es dich?
Gab es zum Beispiel eine Situation in deiner Kindheit, in der du dich genauso gefühlt hast?

Dir darüber bewusst zu werden, kann dir dabei helfen, in die Eigenverantwortung zu kommen. Wenn du anerkennst, dass sich da ein uralter Konflikt immer wieder Wege an die Oberfläche bahnen muss, kannst du die Menschen, die dir den Schmerz scheinbar zufügen, aus der Verantwortung entlassen.

Frage dich vielleicht auch, wie lange du den Geschehnissen deiner Vergangenheit noch die Macht zugestehen möchtest, in deinem jetzigen Leben immer wieder die Kontrolle zu übernehmen.

Übung 2:

Gibt es ein großes Drama in deinem Leben, über das du nicht hinweg kommst?
Wie sehr unterscheidet es sich von den kleinen Dramen, die immer wieder kommen?
Bist du dir sicher, dass das mit dem einschneidenden Erlebnis verbundene Gefühl in dir nicht schon früher da war?

Es lebe das Drama!

Was soll das denn jetzt bitte für ein Abschlusskapitel sein? Ein ganzes Buch darüber, wie man dem Drama aus dem Weg geht und die letzte Überschrift lautet „Es lebe das Drama"???

Zurück zur Wippe (kann es sein, dass du gerade die Augen verdreht hast?): Drama ist eine Seite des Brettes, die wie alle anderen Seiten selbst auch eine gute und eine schlechte Seite hat. Und das Vermeiden-Wollen bewirkt immer das Gegenteil. Dann sind wir wieder da, wo wir gestartet sind.

Manchmal kann mich das Leben wirklich fertig machen mit seinen Paradoxien.

Alles, was du in diesem Buch gelesen hast, ist als Einladung oder Anregung zu verstehen und ist sicher nicht in jeder Situation anwendbar und richtig.

Die meisten von uns springen auf ihrem Brett hin und her, von einer Seite auf die andere, wie ich es auch im Zusammenhang mit der Opferhaltung beschrieben habe. Selten in der Nähe der Mitte, sondern eher weiter außen. (Zugegeben, das ist auch spannender.) Auf der einen Seite nehmen wir die Dinge oft viel zu wichtig und dramatisch und auf der anderen Seite schämen wir uns dann auch wieder gewaltig für unser Drama. Manchmal schämen wir uns sogar fremd, wenn jemand anderer im Drama ist. Einfach nur ein eindeutiges Anzeichen dafür, dass wir mit dem Theater **in uns** noch nicht in Frieden sind.

Bei mir war es zum Beispiel so, dass ich sehr aggressiv darauf reagiert habe, wenn mein Mann in der Opferhaltung war. Zum Beispiel in Zusammenhang mit irgendwelchen körperlichen Beschwerden. Er hat ein Talent dafür, zunächst harmlos anmutende Symptomatiken durch übermäßiges Hineinsteigern so anschwellen zu lassen, dass sie schließlich fast schon lebensbedrohlich sind. Dabei jammert er jede Minute vor sich hin (erstaunlicherweise selbst im Schlaf, wenn er die Möglichkeit hat, sich gleich hinzulegen) und erklärt mir selbst Stunden nach Abklingen der Beschwerden bei jeder Gelegenheit, wie das genau war mit den verschiedenen Schmerzarten, wann sie gekommen sind und vor allem warum.

Es versteht sich von selbst, dass die Ursachen für die Schmerzen im Außen zu suchen sind. (Beliebt sind hier zum Beispiel Äußerungen meinerseits, Gerüche, die ebenfalls oft von mir verursacht wurden, Sonnenschein, Wind oder Kälte.)

Nachdem er mich in meiner Arbeit stark unterstützt, weiß er natürlich, dass die Symptome meiner Patienten mit ihrem Denken und mit seelischen Konflikten zu tun haben, aber bei ihm kommen sie von außen. Er merkt es ja.

Entschuldige Schnucki, dass ich dich hier als Beispiel anführe, aber es passt gerade so gut. (Vollkommen klar, dass er sicher genauso viele lustige Geschichten über mich erzählen könnte, aber glücklicherweise hat er bisher kein Buch geschrieben.)

Jedenfalls, wenn er dieses Verhalten an den Tag legt und so richtig leidet (wobei ich gar nicht weiß ob leiden der richtige Ausdruck ist, weil der Genussfaktor sehr hoch zu sein scheint), muss ich mich stark beherrschen, dass ich ihn nicht würge oder meine Koffer packe und für immer verschwinde.

Und zu meiner eigenen Schande muss ich gestehen, dass ich doch relativ lange gebraucht habe, um zu bemerken, dass dieses Szenario für mich stattfindet. Es erinnert mich an mich selbst in der Phase meiner Herzerkrankung, die damals auch zunächst von äußeren Faktoren ausgelöst worden war.

Und was habe ich für Dramen inszeniert!

Mein lieber Mann hat mich daran erinnert, dass es da etwas gibt in mir, womit ich noch nicht im Frieden bin. Ich schäme mich heute immer noch für meine damalige Opferhaltung und meine Theatralik. Wenn ich nur dran denke, wird mir heiß.

Seitdem mir das bewusst geworden ist und ich mir vorgenommen habe, mehr Liebe und Leichtigkeit in dieses Thema zu bringen, kann ich viel besser mit ihm umgehen, wenn es ihm schlecht geht. Mir kommt aber vor, dass es schon viel seltener vorkommt. Womöglich ist er wirklich ein Opfer in dem Sinn, dass er sich auf der Seelenebene aufgeopfert hat, um mir das zu zeigen?

Das stimmt sicher, ist aber gleichzeitig, wie alles andere, nur die halbe Wahrheit, denn es gibt immer für alle Beteiligten etwas zu lernen, daran glaube ich ganz fest.

Durch ihn bin ich auch auf die Idee für dieses Kapitel gekommen. Es ist mir wichtig, dich daran zu erinnern, dass du dich nicht zu schämen brauchst.
Alles darf sein und muss wahrscheinlich sogar sein.
Zumindest so lange, bis wir mit allen vorhandenen Möglichkeiten innerlich ausgesöhnt sind, müssen wir sie im Außen erleben.

Aber ich finde es einfach bereichernd, wenn man seinen Mustern nicht völlig blind ausgeliefert ist, deshalb habe ich dieses Buch geschrieben. Wenn man ein bisschen besser versteht, was abläuft (selbst wenn es erst rückblickend geschieht), und wenn man dadurch im Laufe der Zeit mehr Reaktionsmöglichkeiten zur Verfügung hat und bewusster zwischen ihnen entscheiden kann, wird Vieles leichter.

In diesem Sinne, wenn du das Drama satt hast, hast du, glaube ich, jetzt ein paar gute Strategien, um gelassener damit umzugehen und ihm dadurch seine Macht über dich zu nehmen. Und wenn es doch wieder einmal droht, übermächtig zu werden, dann genieße es einfach!

Das Leben ist ein geniales Spiel und du kannst nur gewinnen.

Danke

Mein besonderer Dank gilt meinen Vorbildern und Lehrern, die mich mit ihrer Arbeit inspirieren und motivieren und täglich ihren Teil dazu beitragen (oder beigetragen haben), diese Welt zu einem freudigeren Ort zu machen.

Hierzu gehören: Rüdiger Dahlke, Jane Goodall, Neal Donald Walsch, Byron Katie, Veit Lindau, Stefan Frädrich, Robert Betz, Vera F. Birkenbihl, Anthony Robbins, Gerald Hüther und viele andere mehr.

Die Werke der Genannten kann ich nur uneingeschränkt empfehlen.

Weil ich eine gierige Lernende bin, gehören zu meinen Vorbildern aber auch all jene, die bereit sind, Veränderung zu leben und nicht nur davon zu reden. Also auch ihr, liebe Leser.

Ich danke euch für euer Dasein.

Herzlichst, Alexandra

Das erste Buch der Autorin erschien noch unter ihrem früheren Namen Alexandra Stelzer:

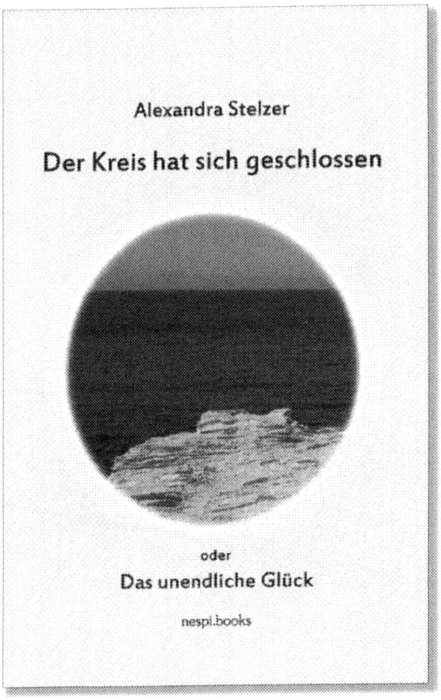

Alexandra Stelzer

Der Kreis hat sich geschlossen
oder Das unendliche Glück

2009, CreateSpace Independent Publishing Platform

ISBN 978-1493790883

Nach 13 jähriger Krankheit an Körper, Geist und Seele suchte die ehemalige Tierärztin Alexandra Stelzer abseits der ausgetretenen Pfade nach Glück und Gesundheit.

Sie wurde fündig.
Doch nicht, bevor sie ihr gesamtes Leben auf den Kopf gestellt hatte.

Heute ist sie nicht nur geheilt, sie auch ihre wahre Bestimmung gefunden.

Schonungslos ehrlich beschreibt sie ihren Weg.
Dieses Buch wird Sie berühren.

7886566R00112

Printed in Germany
by Amazon Distribution
GmbH, Leipzig